Fisiologia humana

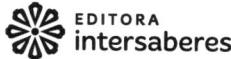

O selo DIALÓGICA da Editora InterSaberes faz referência às publicações que privilegiam uma linguagem na qual o autor dialoga com o leitor por meio de recursos textuais e visuais, o que torna o conteúdo muito mais dinâmico. São livros que criam um ambiente de interação com o leitor – seu universo cultural, social e de elaboração de conhecimentos –, possibilitando um real processo de interlocução para que a comunicação se efetive.

Fisiologia humana

Willian Barbosa Sales

EDITORA intersaberes

Rua Clara Vendramin, 58 • Mossunguê • CEP 81200-170 • Curitiba • PR • Brasil
Fone: (41) 2106-4170 • www.intersaberes.com • editora@editorainstersaberes.com.br

Conselho editorial
Dr. Ivo José Both (presidente)
Dr.ª Elena Godoy
Dr. Neri dos Santos
Dr. Ulf Gregor Baranow

Editora-chefe
Lindsay Azambuja

Supervisora editorial
Ariadne Nunes Wenger

Preparação de originais
Gilberto Girardello Filho

Edição de texto
Novotexto
Mycaelle Sales

Capa
Laís Galvão (*design*)
adike/Shutterstock (imagem)

Projeto gráfico
Luana Machado Amaro

Diagramação
Maiane Gabriele de Araujo

Equipe de *design*
Luana Machado Amaro

Iconografia
Sandra Lopis da Silveira
Regina Claudia Cruz Prestes

Dados Internacionais de Catalogação na Publicação (CIP)
(Câmara Brasileira do Livro, SP, Brasil)

Sales, Willian Barbosa
    Fisiologia humana/Willian Barbosa Sales. Curitiba: InterSaberes, 2020. (Série Corpo em Movimento)

    Bibliografia.
    ISBN 978-65-5517-669-8

    1. Fisiologia humana I. Título. II. Série.

20-37038   CDD-612
                                          NLM-QT 004

Índices para catálogo sistemático:
1. Fisiologia humana: Medicina   612

Maria Alice Ferreira – Bibliotecária – CRB-8/7964

1ª edição, 2020.

Foi feito o depósito legal.

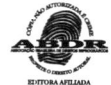

Informamos que é de inteira responsabilidade do autor a emissão de conceitos.

Nenhuma parte desta publicação poderá ser reproduzida por qualquer meio ou forma sem a prévia autorização da Editora InterSaberes.

A violação dos direitos autorais é crime estabelecido na Lei n. 9.610/1998 e punido pelo art. 184 do Código Penal.

Sumário

Apresentação • 15

Como aproveitar ao máximo este livro • 17

Capítulo 1

Introdução à fisiologia humana • 21

1.1 Organização funcional do organismo • 25
1.2 Sistemas de controle • 31
1.3 As células como unidades funcionais do corpo • 42
1.4 Funcionamento básico das células musculares • 45
1.5 Contração do músculo esquelético • 58

Capítulo 2

Neurofisiologia • 67

2.1 Sistema nervoso: neurônio – unidade funcional • 71
2.2 Mecanismo fisiológico da propagação da informação: sinapse • 76
2.3 Neurotransmissores • 81
2.4 Sistema nervoso autônomo e somático • 84
2.5 Sistemas sensoriais, aprendizado e memória • 89

Capítulo 3

Fisiologia do sistema endócrino · 107

3.1 Hormônios e a relação entre sistema nervoso e sistema endócrino · 112

3.2 Hipófise · 115

3.3 Glândula pineal, glândula tireoide e glândula paratireoide · 117

3.4 Glândulas suprarrenais · 124

3.5 Testículos e ovários · 125

Capítulo 4

Fisiologia cardiovascular e respiratória · 139

4.1 Estrutura e função do sistema cardiovascular: coração, veias, artérias e sangue · 144

4.2 Eletrofisiologia cardíaca · 150

4.3 Ciclo cardíaco · 153

4.4 Volume, capacidade e frequência ventilatória pulmonar · 161

4.5 Troca gasosa · 167

Capítulo 5

Fisiologia gastrintestinal · 181

5.1 Mecanismos fisiológicos da boca e do esôfago · 186

5.2 Mecanismos fisiológicos do estômago · 189

5.3 Mecanismos fisiológicos do intestino delgado · 191

5.4 Mecanismos básicos de absorção de carboidratos, lipídios e proteínas · 198

5.5 Mecanismos fisiológicos do intestino grosso · 201

Capítulo 6
   Fisiologia renal • 209
   6.1 Líquidos corporais e os rins • 213
   6.2 Sistema renal: unidade funcional – néfron • 215
   6.3 Filtração, reabsorção e secreção renal • 217
   6.4 Regulação da função renal • 222
   6.5 Equilíbrio ácido-base • 224

Considerações finais • 233
Lista de siglas • 237
Referências • 239
Bibliografia comentada • 245
Respostas • 247
Sobre o autor • 249

Aos meus pais, Valdir Ferreira Sales e Maria Lúcia Barbosa Sales, por pagarem o preço da distância e da saudade, não mensurando esforços para me dar uma educação digna, além de princípios e valores éticos à vida.

Ao meu companheiro de jornada, Cristiano Caveião, por dividir os anseios, as expectativas, as dificuldades e os momentos de felicidade em todos os dias.

Willian Barbosa Sales

Agradeço a todos os amantes das ciências fisiológicas, que buscam, por meio de seus conhecimentos, compreender os mecanismos básicos da existência da vida e seus processos de homeostase.

Agradeço também a todos os alunos e profissionais com os quais aprendo, compartilho e ensino os conteúdos de fisiologia humana, e que, acima de tudo, possuem amor por aprender sempre.

Willian Barbosa Sales, 2020

*A capacidade de se colocar
no lugar do outro é uma das funções
mais importantes da inteligência.
Demonstra o grau de maturidade
do ser humano.*

Augusto Cury

Apresentação

O principal objetivo deste livro é esclarecer, simples e didaticamente, os principais mecanismos fisiológicos existentes no corpo humano. Nossa proposta é mostrar como o corpo funciona de forma harmoniosa e interligada, de modo que todos os sistemas corporais atuam em conjunto, garantindo a homeostase do indivíduo.

Temos nos dedicado ao ensino da fisiologia humana há alguns anos, e sempre que possível procuramos fazer aplicações diretas com as vivências práticas dos alunos, para que eles consigam relacionar os mecanismos complexos com sua vida diária de atuação profissional. Foi nesse contexto que o presente livro foi construído. Ao longo dos capítulos foram inseridas imagens, tabelas e esquemas, a fim de tornar sua leitura mais atrativa, didática, prazerosa e construtiva.

Os capítulos foram organizados em uma sequência lógica, na seguinte ordem: mecanismos fisiológicos celulares (Capítulo 1); neurofisiologia (Capítulo 2); fisiologia do sistema endócrino (Capítulo 3); fisiologia cardiovascular e respiratória (Capítulo 4); fisiologia gastrintestinal (Capítulo 5); e fisiologia renal (Capítulo 6). Cada capítulo foi escrito com uma linguagem objetiva, para que você consiga elucidar todos os mecanismos que trabalham, de forma simultânea e organizada, no corpo humano.

No início de cada capítulo, há uma breve introdução, uma lista com os objetivos gerais e as principais palavras-chave relacionadas ao assunto abordado, para facilitar a compreensão e o processo de ensino e aprendizagem do aluno. Contudo, não pretendemos esgotar todos os conteúdos fisiológicos que fazem parte do corpo humano, mas sim apresentar a você uma visão geral dos principais mecanismos fisiológicos, para uso na aplicação da sua trajetória acadêmica e profissional.

Finalmente, para abrilhantar e proporcionar uma avaliação do processo de aprendizado, no final de cada capítulo estão as seções "Atividades de autoavaliação", "Atividades de aprendizagem" e indicações de leitura de artigos científicos atuais, relacionando a fisiologia humana com a prática da atividade física e suas interfaces.

Como aproveitar ao máximo este livro

Empregamos nesta obra recursos que visam enriquecer seu aprendizado, facilitar a compreensão dos conteúdos e tornar a leitura mais dinâmica. Conheça a seguir cada uma dessas ferramentas e saiba como elas estão distribuídas no decorrer deste livro para bem aproveitá-las.

Introdução do capítulo

Logo na abertura do capítulo, informamos os temas de estudo e os objetivos de aprendizagem que serão nele abrangidos, fazendo considerações preliminares sobre as temáticas em foco.

Síntese

Ao final de cada capítulo, relacionamos as principais informações nele abordadas a fim de que você avalie as conclusões a que chegou, confirmando-as ou redefinindo-as.

Indicações culturais

Para ampliar seu repertório, indicamos conteúdos de diferentes naturezas que ensejam a reflexão sobre os assuntos estudados e contribuem para seu processo de aprendizagem.

Atividades de autoavaliação

Apresentamos estas questões objetivas para que você verifique o grau de assimilação dos conceitos examinados, motivando-se a progredir em seus estudos.

Atividades de aprendizagem

Aqui apresentamos questões que aproximam conhecimentos teóricos e práticos a fim de que você analise criticamente determinado assunto.

Bibliografia comentada

Nesta seção, comentamos algumas obras de referência para o estudo dos temas examinados ao longo do livro.

> **Bibliografia comentada**
>
> COSTANZO, L. S. **Fisiologia**. 6. ed. Rio de Janeiro: Guanabara Koogan, 2015.
> Esse livro aborda os principais mecanismos fisiológicos de forma didática, apresentando gráficos, tabelas e esquemas dos diversos processos biológicos complexos presentes no corpo humano de forma clara, de fácil compreensão, sem perder o rigor científico. No final de cada capítulo, a obra traz um questionário aplicado com respostas discutidas para facilitar a compreensão e o estudo do leitor a respeito da fisiologia humana.
>
> CURI, R.; PROCOPIO, J.; FERNANDES, L. C. **Praticando fisiologia**. Barueri: Manole, 2005.
> De forma bastante didática, essa obra apresenta aulas práticas, descritas com riqueza de detalhes, evidenciando materiais e métodos, as quais ser adaptadas para todos os públicos. Algumas descrições de aulas práticas são mais complexas pela demanda de equipamentos específicos, razão pela qual o leitor deve atentar para cada exemplo e aplicação. Trata-se de um livro muito bem elaborado e que está de acordo com as necessidades educacionais relacionadas à área da saúde.
>
> HALL, J. E. **Perguntas e respostas em fisiologia**. 3. ed. Rio de Janeiro: Elsevier, 2017.
> Esse livro foi desenvolvido para aprimorar os estudos em fisiologia humana. As perguntas que ele apresenta estão criteriosamente divididas em 15 unidades separadas por temáticas, como fisiologia da circulação, fisiologia do coração, fisiologia da respiração e assim por diante. Ao ler essa obra, é importante compreender que, em sua maioria, as perguntas presentes possuem um contexto clínico, ou seja, exigem um raciocínio

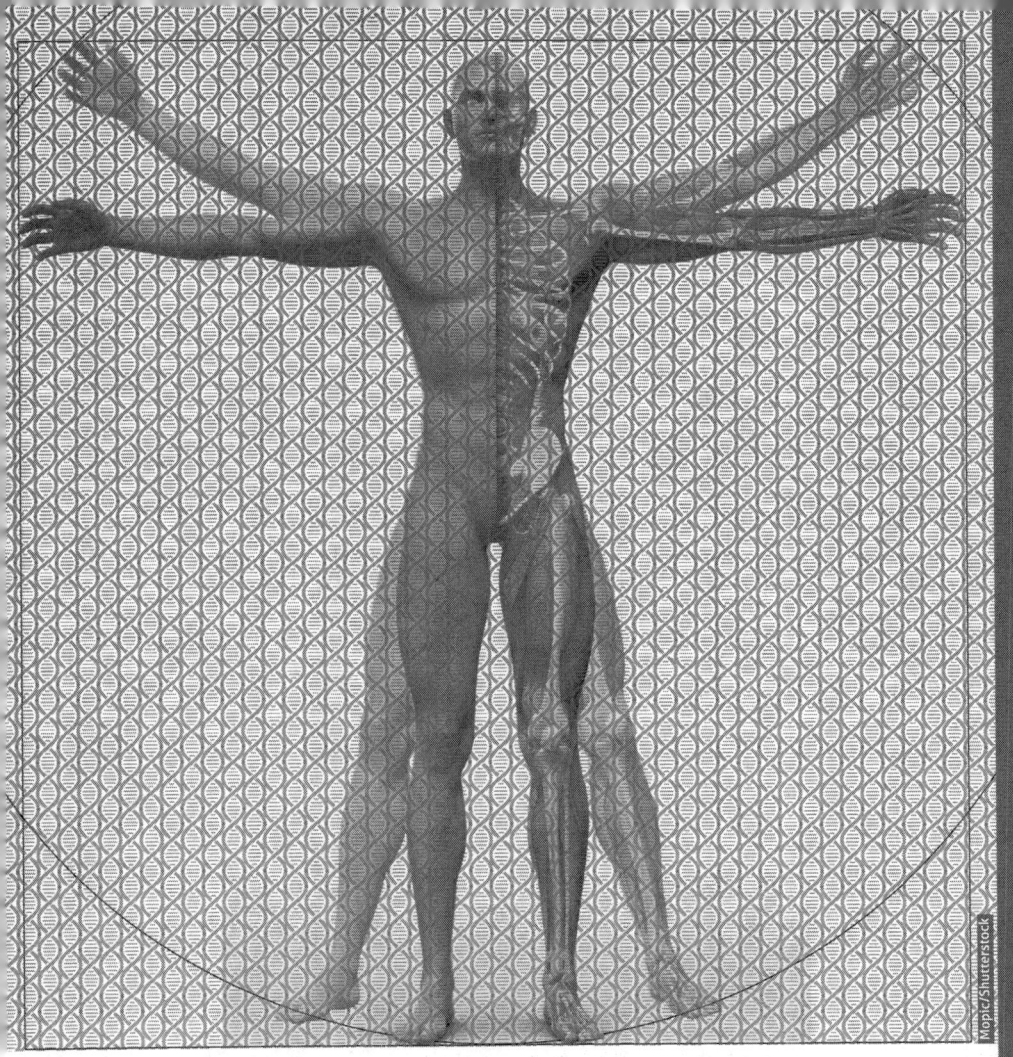

Capítulo 1

Introdução à fisiologia humana

O que é fisiologia? Essa é uma das principais perguntas que você, leitor, fará a si mesmo ao iniciar a sua jornada de estudos e aprofundamento no maravilhoso campo das ciências biológicas. A principal palavra que explica a pergunta proposta é *funcionamento* (Figura 1.1). Isso mesmo, a fisiologia humana nada mais é do que o conhecimento do funcionamento do corpo humano, perpassando pela célula e alcançando níveis estruturais mais complexos, como o organismo humano (Barrett et al., 2014).

Figura 1.1 O que significa a palavra *fisiologia*?

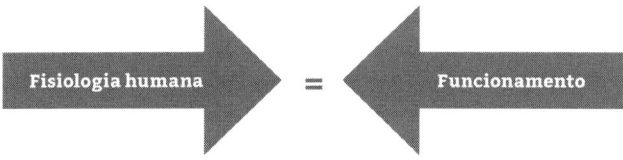

Este capítulo possui a missão de introduzir você no universo da fisiologia celular, essencial para a compreensão do funcionamento do organismo humano como um todo. A fisiologia celular é composta por mecanismos físicos, mecanismos químicos, origem e desenvolvimento, que nos permitem viver e existir em pleno equilíbrio. A organização funcional do corpo humano, seus sistemas de controle, sua unidade funcional e os complexos meios de funcionamento das células musculares são essenciais para a construção do conhecimento técnico científico do leitor.

- Objetivos do capítulo:
    - compreender a organização funcional do organismo humano;
    - analisar os principais sistemas de controle referentes à organização celular;
    - aplicar os conceitos de fisiologia celular em situações concretas das áreas de saúde, biológicas e correlatas.
- Palavras-chave:
    - Célula;
    - Controle;
    - Transporte;
    - Substância;
    - Homeostase;
    - Contração muscular.

1.1 Organização funcional do organismo

Ao iniciarmos este tópico, você deve estar se perguntando: Qual é a unidade funcional do corpo humano? Essa resposta é simples: a célula é a unidade funcional. Mas não é somente uma célula, e sim aproximadamente 100 trilhões de células que formam a unidade funcional. Embora tenhamos tantas células em nosso corpo, todas possuem características intrínsecas a cada tipo de tecido que constituem. As células-tronco do nosso corpo, originadas da medula óssea, possuem a capacidade de se transformar em células de qualquer tecido, conforme exposto na Figura 1.2. Por exemplo, a célula-tronco pode se diferenciar, formando as fibras musculares, unidade funcional do sistema muscular (Costanzo, 2015; Curi; Procopio; Fernandes, 2005).

Figura 1.2 Célula-tronco – unidade funcional

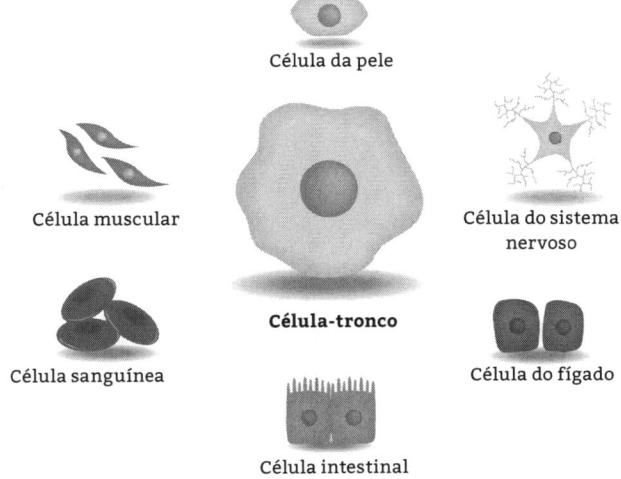

Para a melhor compreensão do todo, é importante você entender que existem níveis de organização estrutural da vida, começando pelo nível químico (também conhecido como *a química da vida*), passando pelos níveis celular, tecidual, órgãos, sistemas, aparelho e o organismo humano como um todo (Figura 1.3), escala mais complexa de organização funcional. Contudo, cada nível organizacional desenvolve seu trabalho com grande maestria, a fim de garantir o equilíbrio (Barrett et al., 2014).

Figura 1.3 Nível de organização estrutural da vida

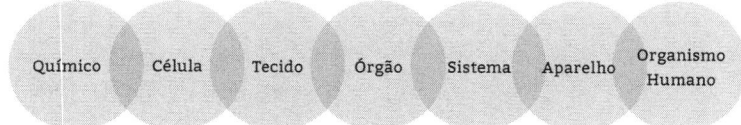

As células presentes no corpo humano possuem diferentes formas, tamanhos e estruturas, dependendo de sua função no organismo. Elas lembram uma fábrica complexa, em que cada máquina precisa estar em seu devido lugar na linha de produção.

Sob essa ótica, as células possuem em seu interior estruturas chamadas de *organelas* (as máquinas da fábrica). Cada organela tem uma função específica para manter sua vitalidade e seu equilíbrio; logo, a depender da função do tecido em que essa célula se encontra, ela precisará de mais organelas. Por exemplo, nossas fibras musculares precisam de grande quantidade de mitocôndrias para a produção de energia.

Ainda, as células apresentam algumas estruturas importantes, como a membrana celular, o núcleo, o citoplasma, a mitocôndria, o retículo endoplasmático granular, o retículo endoplasmático agranular, o complexo golgiense, os lisossomos e o citoesqueleto, conforme mostra a Figura 1.4 (Barrett et al., 2014; Costanzo, 2015).

Figura 1.4 Principais organelas da célula animal

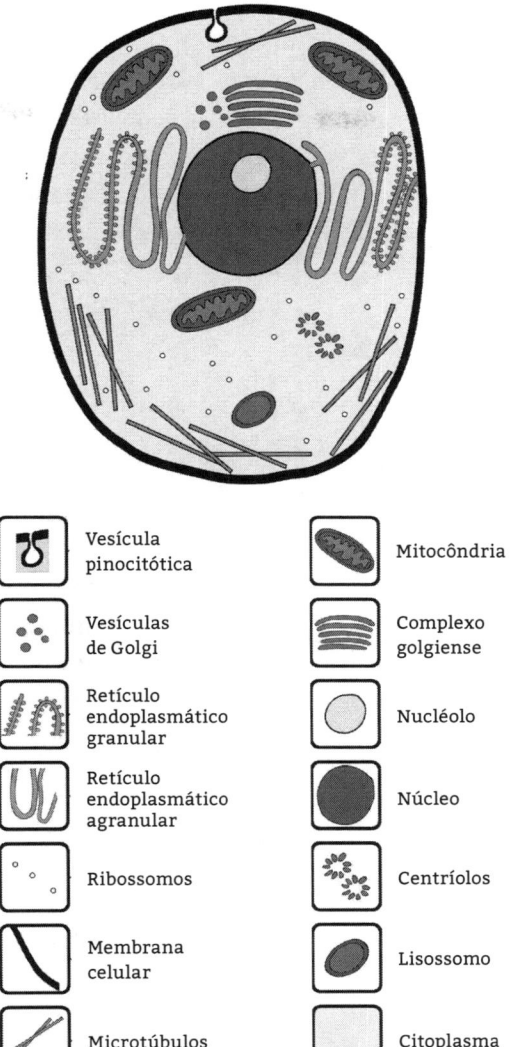

Agora que já conhecemos as principais organelas e estruturas importantes para o funcionamento das células, é necessário pontuarmos algumas características básicas comuns, compartilhadas por todos os tipos celulares presentes em nosso corpo (Figura 1.5). Para se manterem vivas e funcionando diariamente, as células precisam de níveis adequados de oxigênio, carboidratos, proteínas e gorduras, a fim de que consigam produzir a energia necessária para seu funcionamento e sua vitalidade. No entanto, um dos principais compostos essenciais para a manutenção da vida ao nível celular é a água, também conhecida como H_2O – ou seja, duas moléculas de hidrogênio e uma molécula de oxigênio. A água se constitui o principal veículo pelo qual os principais nutrientes conseguem entrar e sair da célula (Barrett et al., 2014; Costanzo, 2015).

Figura 1.5 Compostos essenciais para a manutenção celular

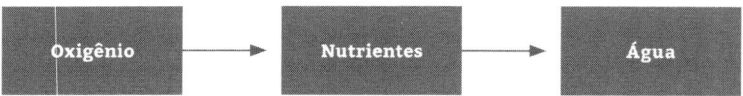

O corpo humano possui cerca de 60% de água, também conhecida como *água corporal total* (ACT). Essa quantidade de água é dividida entre dois grandes compartimentos celulares: o líquido intracelular (LIC) e o líquido extracelular (LEC) (Figura 1.6). A maior parte da concentração da água está no LIC, e apenas uma pequena porção (aproximadamente 1/3) está no LEC, sendo esta compartilhada entre o líquido que passa por entre as células, também chamado de *líquido intersticial,* e o líquido presente no plasma sanguíneo (Barrett et al., 2014; Costanzo, 2015; Curi; Procopio; Fernandes, 2005).

Figura 1.6 Líquidos celulares

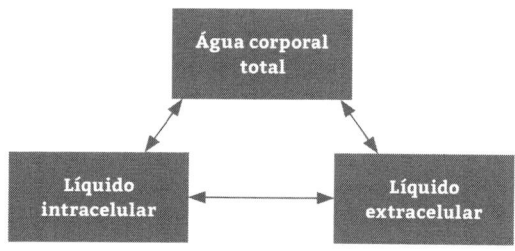

Mas quando falamos em LIC, LEC e ACT, precisamos ter em mente que eles existem para levar os nutrientes presentes na corrente sanguínea para a célula e retirar desta os compostos tóxicos que precisam ser eliminados do corpo pelo sistema respiratório e pelo sistema urinário. Esse equilíbrio perfeito entre LIC e LEC se dá por meio dos íons e nutrientes essenciais à vida, conhecidos, como já comentamos, como *a química da vida* (Barrett et al., 2014; Costanzo, 2015; Curi; Procopio; Fernandes, 2005).

Mas você, leitor, deve estar se perguntando: O que é *a química da vida*? Essa expressão se refere aos íons e nutrientes essenciais para muitos dos processos fisiológicos do corpo humano, sendo que o equilíbrio desses íons entre o LIC e LEC deve ser constantemente mantido, para garantir o funcionamento da célula e a manutenção da vida (Lima, 2015), conforme exposto no Quadro 1.1.

Quadro 1.1 Química da vida

Símbolo	Elemento químico
K^+	Potássio
Na^+	Sódio
Ca^{++}	Cálcio
Mg^{++}	Magnésio
Cl^-	Cloreto
HCO_3^-	Bicarbonato
O_2	Oxigênio
CO_2	Dióxido de carbono
H_2O	Água

Só para refrescar a memória, os íons são classificados como átomos que podem perder ou ganhar elétrons durante as reações químicas. Diversas reações químicas ocorrem dentro do corpo humano, principalmente para manter o equilíbrio entre o LIC e o LEC. Assim, os íons da química da vida são classificados em: *ânions*, quando recebem elétrons e ficam carregados negativamente, como é o caso do íon Cl^- (essencial na liberação de neurotransmissores inibitórios na fenda sináptica do neurônio); e *cátions*, quando um átomo perde elétrons e adquire uma carga positiva, como o íon Ca^{++} (essencial para os mecanismos fisiológicos de contração muscular). O equilíbrio desses íons no corpo humano é fundamental para o adequado funcionamento dos mecanismos celulares (Lima, 2015; Martini et al., 2014; Maurer, 2014).

Como já havíamos comentado, existem diferenças entre o LIC e o LEC, as quais fazem parte do equilíbrio hidroeletrolítico (Figura 1.7) para a manutenção dos processos fisiológicos celulares. O LEC tem uma concentração maior de sódio, cloreto, íons de bicarbonato, oxigênio, glicose, ácidos graxos, aminoácidos, dióxido de carbono e escórias metabólicas (resíduos tóxicos), os quais precisam ser excretados do corpo. Em contrapartida, o LIC possui uma concentração maior de potássio, magnésio e fosfato. Esse equilíbrio químico, essencial para a vida, se dá através da membrana celular (bicamada lipídica), por onde ocorre o transporte dos íons e a regulação da sua concentração (Lima, 2015; Martini et al., 2014; Maurer, 2014).

Figura 1.7 Equilíbrio hidroeletrolítico

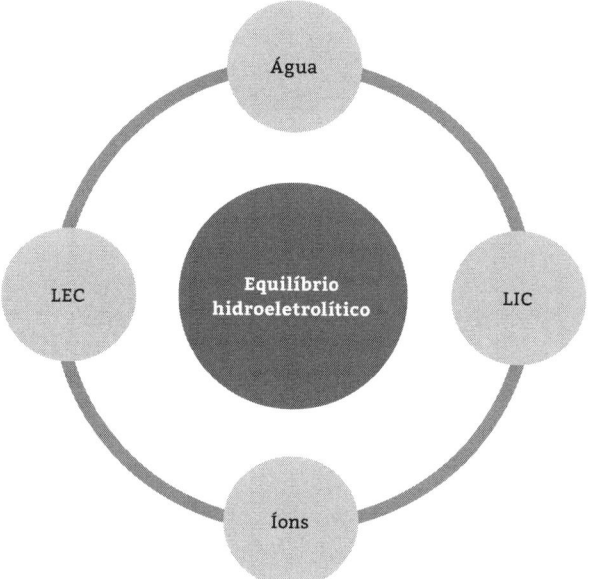

1.2 Sistemas de controle

Uma das principais características dos mecanismos fisiológicos encontrados no corpo humano diz respeito à preservação do equilíbrio para manter todos os processos físicos e químicos funcionando adequadamente. Nesse sentido, um dos conceitos mais importantes em fisiologia é a **homeostase**, ou seja, o equilíbrio (Figura 1.8). Se todas as células, tecidos, órgãos, sistemas e aparelhos se mantiverem em perfeita harmonia, todo o organismo se encontrará em homeostase; porém, caso ocorra a quebra desse equilíbrio perfeito, abre-se espaço para a instalação de processos patológicos, ou seja, doenças (Lima, 2015; Martini et al., 2014; Maurer, 2014).

Figura 1.8 Homeostase

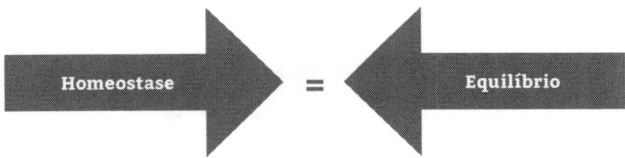

Sob essa ótica, um dos mecanismos mais perfeitos para a regulação das funções corporais e do sistema de controle se refere à interação que existe entre o sistema nervoso central (SNC) e o sistema endócrino (SE), por meio de suas respectivas estruturas. No SNC, a estrutura mais importante é o hipotálamo (Figura 1.9), localizado no diencéfalo e considerado o centro integrador das atividades dos órgãos viscerais, sendo responsável pelo controle da temperatura corporal, bem como pelas emoções, pelo comportamento sexual, além de apetite, fome, sono e balanço hídrico. Trata-se, portanto, de uma das principais estruturas do SNC responsáveis em manter a homeostase corporal (Lima, 2015; Martini et al., 2014; Maurer, 2014).

Figura 1.9 Hipotálamo: principal centro de controle

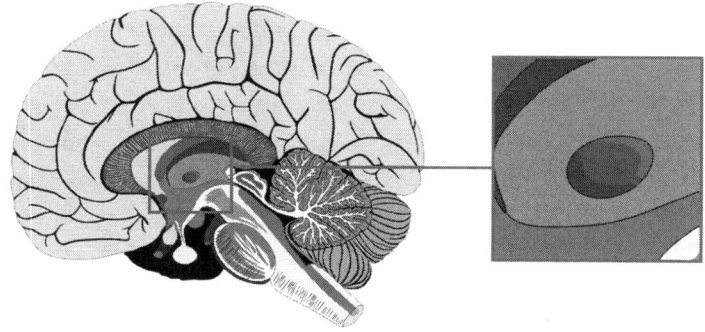

udaix/Shutterstock

As interações entre os sistemas de controle se tornam perfeitas com as conexões existentes entre o hipotálamo e a hipófise – ligação que também é conhecida como *eixo hipotálamo-hipófise* (Lima, 2015; Martini et al., 2014; Maurer, 2014).

A hipófise (Figura 1.10) é a principal glândula do SE. Sua ativação vem de ordens emanadas do hipotálamo para a ativação de mecanismos de controle. A hipófise produz um grupo gigantesco de hormônios que atuam em glândulas específicas do corpo, como a glândula tireoide, fazendo-a produzir seus respectivos hormônios, conhecidos como *tri-iodo-tironina* (T3) e *tiroxina* (T4) (Figura 1.11) (Lima, 2015; Martini et al., 2014; Maurer, 2014).

Figura 1.10 Hipófise

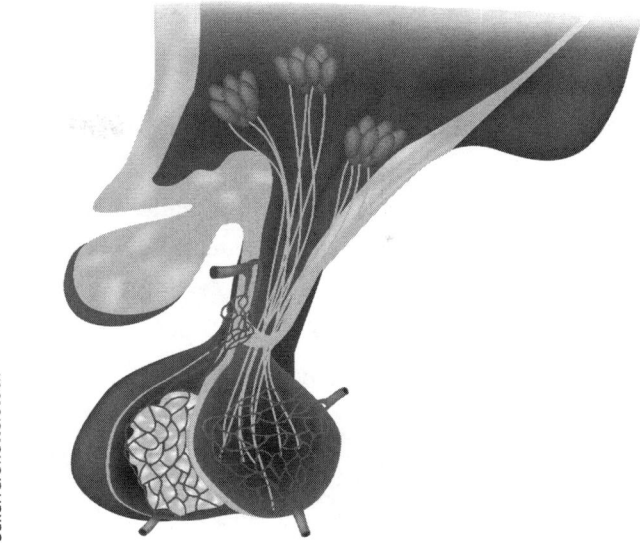

Figura 1.11 Eixo hipotálamo-hipófise

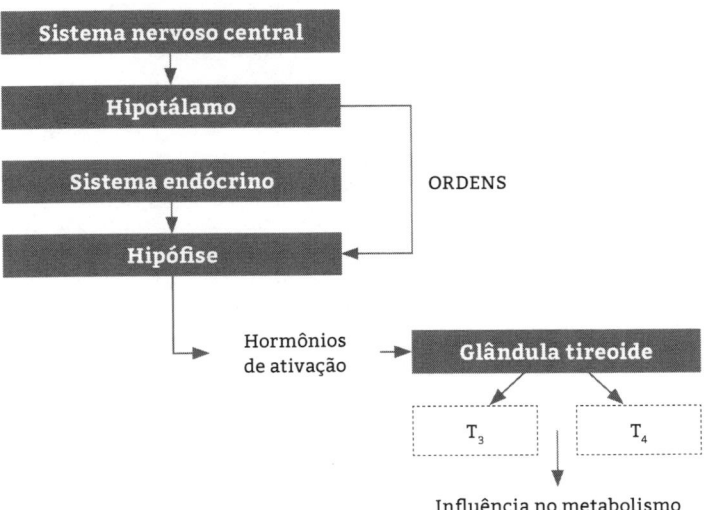

São esses sistemas de controle (hipotálamo-hipófise) que regem as funções que ocorrem nos demais sistemas corporais, como na origem dos nutrientes e da homeostase corporal (Figura 1.12). O sistema respiratório é responsável pela oferta de oxigênio e pela remoção de dióxido de carbono; já o sistema gastrintestinal comanda a absorção dos principais nutrientes para a produção de energia, como carboidratos, lipídios e proteínas; por sua vez, ao sistema urinário cabe a remoção dos compostos tóxicos presentes no sangue e sua eliminação através da urina (Lima, 2015; Martini et al., 2014; Maurer, 2014).

Figura 1.12 Principais sistemas homeostáticos

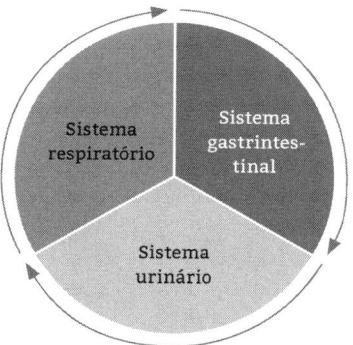

O controle dos sistemas corporais se dá por meio de dois mecanismos: o *feedback* negativo e o *feedback* positivo (Figura 1.13). O *feedback* negativo possui o significado inverso do que poderíamos depreender do termo *negativo*. Nesse contexto, ele é representado como um mecanismo bom, de controle. Por exemplo, você está praticando um exercício aeróbico e, consequentemente, sua capacidade respiratória aumenta, para levar mais oxigênio a todas as células do seu corpo; contudo, quanto mais oxigênio você utilizar, mais dióxido de carbono será gerado, o qual precisará ser eliminado do corpo. Esse equilíbrio perfeito entre a entrada de oxigênio e a saída de dióxido de carbono acontece por meio de mecanismos de *feedback* negativo (Lima, 2015; Martini et al., 2014; Maurer, 2014).

Figura 1.13 Controle dos sistemas corporais

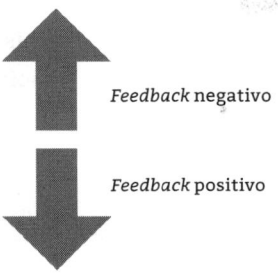

Por outro lado, o *feedback* positivo, mais conhecido como *ciclo vicioso*, nunca pode ser interrompido, pois, caso isso ocorra, resultará em instabilidade e morte. Um exemplo claro disso é a circulação sanguínea: se ocorrer algum bloqueio da passagem do sangue pelo corpo, o órgão ou sistema que ficar sem a chegada ou a saída de sangue terá seu funcionamento comprometido, acarretando morte celular (Lima, 2015; Martini et al., 2014; Maurer, 2014).

Quando pensamos em homeostase, ou seja, em equilíbrio, devemos levar em conta todos os sistemas corporais funcionando de forma harmônica. Porém, o exercício físico muscular é considerado um mecanismo de quebra dos processos homeostáticos dos sistemas corporais, simplesmente por conta da alteração do funcionamento de sistemas importantes, como o circulatório e o respiratório (Lima, 2015; Martini et al., 2014; Maurer, 2014).

Durante a prática de uma caminhada intensa, os músculos esqueléticos realizam um trabalho de contração, relaxamento e força, para proporcionar uma marcha adequada; em contrapartida, produzem grande quantidade de calor, acionando mecanismos intrínsecos de *feedback* e homeostase que impedirão o superaquecimento corporal, por meio da ativação das glândulas sudoríparas, as quais promovem a eliminação de H_2O, auxiliando no controle da temperatura corporal. Porém, além da produção de calor, ocorre também um aumento da demanda de O_2 para os músculos e a eliminação de CO_2 via sistema respiratório, bem como o acionamento do sistema circulatório para garantir o aporte de nutrientes a todos os tecidos e células (Lima, 2015; Martini et al., 2014; Maurer, 2014).

Vale lembrar que distúrbios graves da homeostasia desencadeiam a fadiga, razão pela qual ocorre o fim do exercício físico. A prática consecutiva do treino físico gera a adaptação dos sistemas corporais e resulta em uma manutenção mais eficiente da homeostasia. Essa adaptação está relacionada a uma alteração na estrutura e na função de uma célula ou de um sistema corporal, isto é, ela ocasiona uma melhora da capacidade de sustentar a homeostase em diferentes situações de sobrecarga ou estresse, similares às que ocorrem durante a prática da atividade física (Lima, 2015; Martini et al., 2014; Maurer, 2014).

A prática regular de exercício tem a capacidade de promover alterações celulares que contribuem para a adaptação da célula em preservar a homeostasia durante o exercício físico. Mecanismos intrínsecos de sinalização celular (Figura 1.14) ocorrem para que essa adaptação aconteça, como: a sinalização intrácrina, responsável pela adaptação da musculatura esquelética ao treino físico; a sinalização justácrina, para a promoção da contração cardíaca; a sinalização autócrina, a quem cabe a promoção da síntese proteica; a sinalização parácrina, que atua na promoção de respostas coordenadas; e a sinalização endócrina, responsável pela liberação de hormônios que atuam antes, durante e depois do exercício físico (Lima, 2015; Martini et al., 2014; Maurer, 2014).

Figura 1.14 Sinalização celular para adaptação

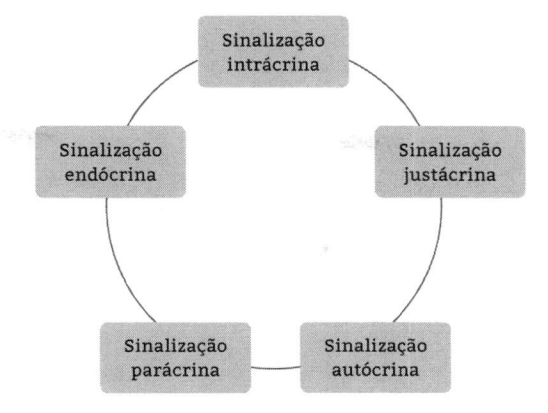

- Sinalização intrácrina
- Sinalização justácrina
- Sinalização autócrina
- Sinalização parácrina
- Sinalização endócrina

1.2.1 Controle da temperatura corporal

A temperatura corporal central é de aproximadamente 37 °C. A regulação da temperatura é de extrema importância para manter a homeostase de diversos mecanismos fisiológicos, entre os quais podemos citar os mecanismos bioquímicos relacionados às estruturas proteicas de enzimas importantes. O limiar dessa temperatura deve ser mantido por mecanismos intrínsecos de controle, pois o aumento ou a diminuição da temperatura podem provocar desequilíbrio homeostático severo, levando o indivíduo à morte (Lima, 2015; Martini et al., 2014; Hall, 2017).

Nós, seres humanos, somos classificados como animais homeotermos, uma vez que conseguimos manter a temperatura corporal constante. Ou seja, somos capazes de equilibrar a perda de calor *versus* a produção de calor. Para controlarmos a regulação térmica do corpo, utilizamos mecanismos nervosos e humorais que controlam tanto a taxa metabólica quanto a quantidade de calor perdida em resposta às alterações da temperatura corporal ante as mudanças do ambiente (Lima, 2015; Martini et al., 2014; Hall, 2017).

Os músculos esqueléticos, quando estão em ação, produzem grande quantidade de calor. Contudo, a prática de exercício físico em um ambiente com temperatura elevada requer um árduo trabalho dos mecanismos intrínsecos corporais para manter a homeostase da temperatura corporal. Vale ressaltar que, se a temperatura corporal subir acima dos 37 °C, causará um superaquecimento, sendo essa situação uma das únicas ameaças à saúde de um indivíduo saudável que realiza atividade física (Lima, 2015; Martini et al., 2014; Hall, 2017).

Durante a prática de atividades físicas, a temperatura corporal é regulada por ajustes da quantidade de calor perdida. Nesse sentido, um dos principais sistemas corporais envolvidos é o sistema circulatório, que, além de transportar sangue rico em oxigênio e nutrientes, também transporta o calor. Mecanismos intrínsecos corporais regulam esse processo, ora direcionando o fluxo sanguíneo para a pele, a fim de promover a perda de calor, ora para os órgãos internos, na tentativa de armazenar o calor e prevenir sua perda (Lima, 2015; Martini et al., 2014; Hall, 2017).

Dentro do SNC, especificamente no diencéfalo, existe uma estrutura que, como já mencionamos, é de extrema importância: o hipotálamo. Uma de suas funções diz respeito ao controle da temperatura corporal. Ou seja, ele é o centro de controle da temperatura, agindo como um termostato, respondendo a alterações físicas e químicas que podem ocorrer no corpo humano. O hipotálamo é dividido em hipotálamo anterior, região responsável por processar as informações relacionadas com o aumento do calor corporal, e hipotálamo posterior, cuja função é deflagrar mecanismos relacionados à diminuição da temperatura (Lima, 2015; Martini et al., 2014; Hall, 2017).

A conexão das informações que chegam até o hipotálamo se dá pelos órgãos dos sentidos. Nesse caso, o estímulo tátil presente em nossa pele é capaz de detectar mudanças na temperatura do ambiente. Tais mudanças são captadas pelos receptores térmicos de calor e frio presentes na pele. Assim, as informações sobre a alteração de temperatura chegam ao hipotálamo, que aciona mecanismos intrínsecos para ajustar a temperatura corporal (Lima, 2015; Martini et al., 2014; Hall, 2017).

Vale lembrar que o corpo humano também responde à temperatura central. Nesse sentido, receptores para o controle da temperatura central estão presentes tanto no hipotálamo como na medula espinal. Logo, a elevação da temperatura central acima do ponto de equilíbrio aciona o hipotálamo na resposta a ações fisiológicas destinadas a promover um aumento na quantidade de calor perdido. Então, o hipotálamo aciona as glândulas sudoríparas, que promovem a perda de calor por evaporação, e, na sequência, ocorre o aumento do fluxo sanguíneo para a pele. Tal ação é mediada pelo controle vasomotor, em um processo que possibilita uma perda maior de calor. Após a temperatura central ser estabilizada, os estímulos deflagrados pelo hipotálamo entram em homeostase (Lima, 2015; Martini et al., 2014; Hall, 2017).

A produção de calor pelo corpo humano acontece por meio dos processos relacionados ao metabolismo e à taxa metabólica, a qual, durante a prática de exercício físico, é intensa quando comparada com o corpo em repouso ou até mesmo durante o sono. Quando falamos em calor corporal, podemos dividir a gênese dessa produção em *voluntária*, pela prática do exercício físico, e *involuntária*, que acontece por meio do tremor durante a exposição ao frio, pela ação de hormônios, como os da tireoide (a exemplo da tiroxina), ou pela ação bioquímica das catecolaminas (como adrenalina e noradrenalina), as quais provocam o aumento do metabolismo celular (Lima, 2015; Martini et al., 2014; Hall, 2017).

A perda de calor corporal (Figura 1.15) pode ocorrer através da irradiação, da condução, da convecção e da evaporação. Porém, alguns desses processos precisam da interação entre a pele e o ambiente, como nos casos de irradiação, condução e convecção (Lima, 2015; Martini et al., 2014; Hall, 2017).

Figura 1.15 Perda de calor corporal

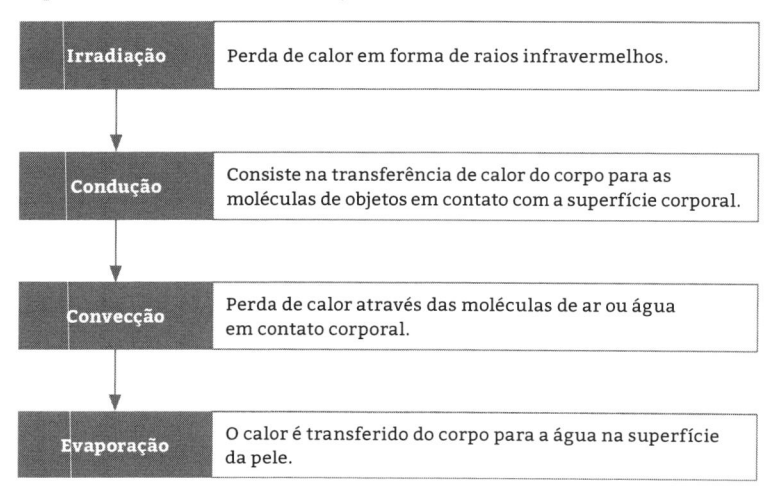

Irradiação	Perda de calor em forma de raios infravermelhos.
Condução	Consiste na transferência de calor do corpo para as moléculas de objetos em contato com a superfície corporal.
Convecção	Perda de calor através das moléculas de ar ou água em contato corporal.
Evaporação	O calor é transferido do corpo para a água na superfície da pele.

Durante a prática de exercício físico, há produção de calor pelos músculos. Todo calor produzido que não é dissipado (ou seja, não é perdido) deve ser armazenado nos tecidos presentes em nosso organismo. A quantidade de calor produzida pelo corpo é proporcional ao tamanho do indivíduo. Quando nos referimos à energia, devemos ter em mente o significado do termo *calor específico*, que se refere à quantidade de energia em forma de calor necessária para promover uma elevação de 1 °C em 1 kg de tecido corporal – no caso do organismo humano, essa quantidade é de 0,83 kcal/kg (Lima, 2015; Martini et al., 2014; Hall, 2017).

O calor gerado ao longo de uma atividade física é proporcional à intensidade dessa atividade. Nesse processo, o sangue venoso presente no músculo carreia o calor produzido para o centro do corpo; porém, conforme a temperatura corporal aumenta, ela aciona o hipotálamo e seus sensores térmicos, que imediatamente procuram o centro de equilíbrio, deflagrando mecanismos de ativação das glândulas sudoríparas, iniciando a sudorese e intensificando o fluxo de sangue para a pele. É esse processo que promove a diminuição da temperatura do corpo. Inclusive, devemos lembrar que todos os mecanismos que favorecem a redução da temperatura corporal exercem uma importante ação na perda de calor durante o exercício físico. Nesse sentido, a evaporação é classificada como a forma mais importante para esse fim (Lima, 2015; Martini et al., 2014; Hall, 2017).

As glândulas sudoríparas exócrinas presentes no corpo humano sem dúvida representam o aparato mais eficaz no controle da temperatura corporal, pois, por meio do suor, aumenta-se a perda de calor por evaporação, principalmente durante a prática de exercício físico em ambientes quentes. A produção de suor pode ser influenciada por questões genéticas e pela constituição corporal, além do tipo de exercício físico a ser executado, que pode gerar uma demanda maior ou menor de produção de calor, necessitando do aparato corporal para o resfriamento e o equilíbrio da temperatura (Lima, 2015; Martini et al., 2014; Hall, 2017).

Sob essa ótica, a prática de atividade física realizada em calor extremo exige do corpo humano mecanismos fisiológicos intrínsecos de aclimatação, por conta do estresse causado pelo calor. Os desfechos corporais de respostas à aclimatação dizem respeito à diminuição da frequência cardíaca e da temperatura central que ocorre durante a prática do exercício físico. O tempo médio de aclimatação ocorre entre 7-14 dias, porém, a perda da aclimatação, ou seja, as diminuições de tolerância da prática da atividade física em altas temperaturas diminuem após alguns dias de inatividade – aproximadamente sete dias sem exposição ao calor. Contudo, a manutenção da aclimatação requer exposição constante ao calor (Lima, 2015; Martini et al., 2014; Hall, 2017).

Quando a produção de calor gerado durante o exercício físico não acompanha o ritmo da perda de calor, o indivíduo desenvolve a hipotermia, isto é, ocorre uma ampla diminuição da temperatura central – por exemplo, durante a realização do exercício em um dia frio. Em casos extremos, a hipotermia grave pode levar à perda de consciência. A aclimatação ao frio apresenta como desfechos a diminuição da temperatura média da pele, o aparecimento de tremores, a melhora da vasodilatação periférica nas mãos e nos pés e a capacidade de dormir em ambientes frios. Os sinais de aclimatação ao frio começam a surgir, em média, após uma semana de exposição (Lima, 2015; Martini et al., 2014; Hall, 2017).

1.3 As células como unidades funcionais do corpo

Quando pensamos na prática de qualquer exercício físico, devemos ter em mente que ela só é possível graças à unidade funcional do sistema muscular: a célula muscular, ou *fibra muscular*, como é mais conhecida. Trata-se de uma célula excitável especializada em realizar a contração e o relaxamento. O agrupamento de células dessa natureza forma massas macroscópicas chamadas de *músculos* (Figura 1.16) (Hall, 2017; Lima, 2015; Martini et al., 2014).

O SNC controla os músculos e os divide em músculos voluntários e involuntários. Como exemplo de músculos voluntários, podemos citar os músculos esqueléticos, que revestem o esqueleto e, com as articulações, formam o aparelho locomotor. A classificação de voluntário diz respeito ao fato de conseguirmos realizar o controle sobre o músculo em movimentos finos, como ao tocar as teclas de um piano, ou em movimentos robustos, como em um jogo de basquete. Inclusive, 40% do corpo humano depende da composição dos músculos voluntários.

Já como exemplo de músculos involuntários, temos o músculo liso, que reveste os órgãos internos, como os intestinos, e o músculo cardíaco, que forma o coração. Eles recebem essa denominação porque funcionam sem que precisemos demandar ordens para eles, pois seguem o controle emanado pelo sistema nervoso autônomo (SNA) (Figura 1.17) (Hall, 2017; Lima, 2015; Martini et al., 2014).

A seguir, a Figura 1.16 mostra uma ilustração da fibra muscular que compete ao sistema muscular. Já a Figura 1.17 apresenta ilustrações dos músculos cardíavo, liso e esquelético.

Figura 1.16 Fibra muscular e sistema muscular

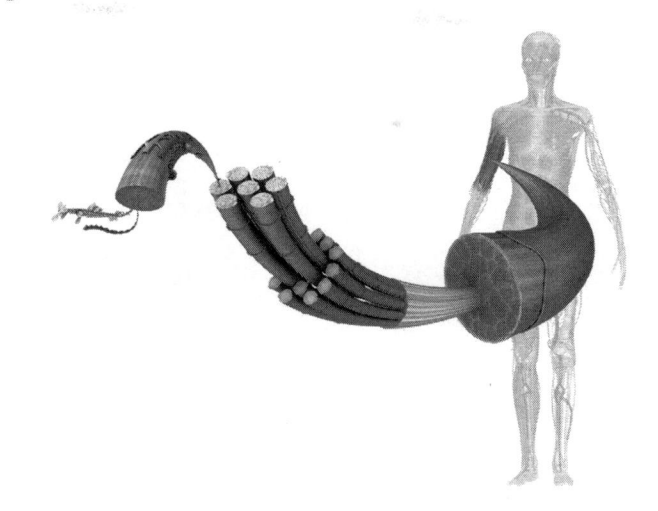

Figura 1.17 Classificação funcional dos músculos

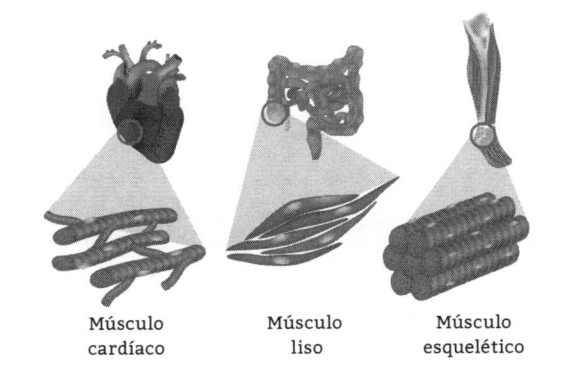

Músculo cardíaco   Músculo liso   Músculo esquelético

A fibra muscular possui componentes celulares característicos quando comparada com outros tipos celulares. Seu arranjo molecular é estruturado para que o mecanismo fisiológico da contração muscular ocorra. Cada fibra muscular é multinucleada, no entanto, os mecanismos fisiológicos se comportam como uma única unidade, conforme exposto no Quadro 1.2 e na Figura 1.18 (Hall, 2017; Lima, 2015; Martini et al., 2014).

Quadro 1.2 Componentes da fibra muscular

Componentes	Função
Sarcolema	Membrana de revestimento
Miofibrilas	Formada por filamentos de actina e miosina
Faixa clara/Faixas I	Filamento de actina
Faixa escura/Faixas A	Filamentos de miosina
Disco Z	Conecta as miofibrilas
Sarcômero	Unidades de actina e miosina
Titina	Sustenta os filamentos de actina e miosina
Sarcoplasma	Líquido celular
Mitocôndria	Produção de energia
Retículo sarcoplasmático	Liberação e recaptação de Ca^{++}

Figura 1.18 Fibra muscular

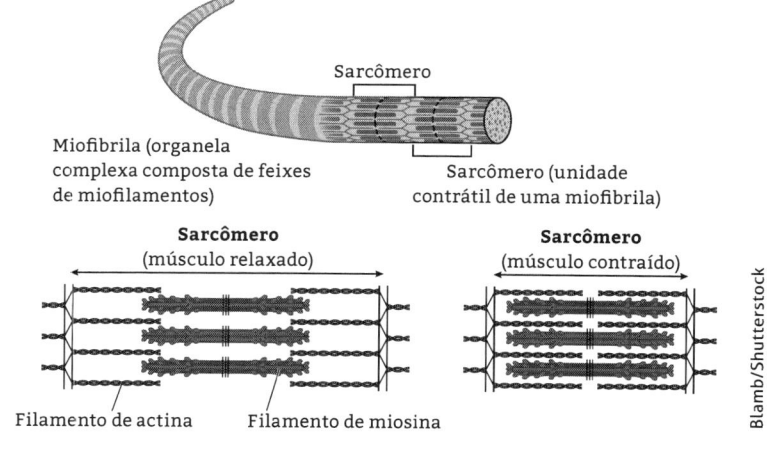

1.4 Funcionamento básico das células musculares

A função mais importante a ser realizada pelas células musculares se refere ao mecanismo de contração muscular. Graças a essa função, conseguimos realizar a produção de movimentos corporais, a estabilização de posições, a produção de calor, a regulação do volume dos órgãos internos e o movimento de substância dentro do organismo. Assim, consideramos as células musculares como células excitáveis, ou seja, como os elementos ativos para desencadear a contração muscular (Hall, 2017; Lima, 2015; Martini et al., 2014).

A contração muscular (Figura 1.19) pode ser definida como o deslizamento entre os filamentos de actina e miosina presentes na fibra muscular. No entanto, quando eles estão relaxados, não ocorre a sobreposição e, consequentemente, não há contração (Hall, 2017; Lima, 2015; Martini et al., 2014).

Figura 1.19 Contração muscular

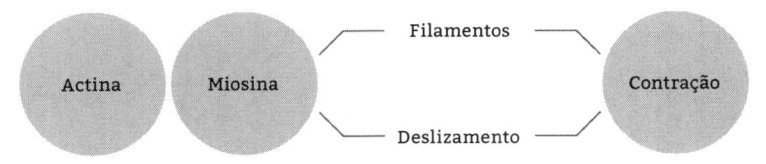

Actina — Miosina — Filamentos — Deslizamento — Contração

A contração só é possível por meio da interação das pontes cruzadas dos filamentos de miosina com os filamentos de actina. Isso acontece pela propagação do potencial de ação, que passa pela fibra muscular, promovendo a liberação de íons Ca^{++} do retículo sarcoplasmático, processo em que é utilizada energia do trifosfato de adenosina (ATP), conforme exposto na Figura 1.20 (Hall, 2017; Lima, 2015; Martini et al., 2014).

Figura 1.20 Filamentos de actina e miosina

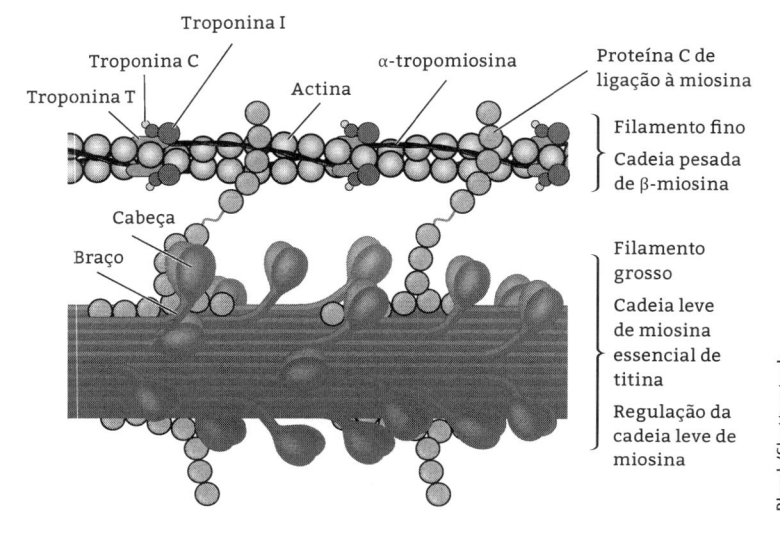

Legendas da figura:
- Troponina T
- Troponina C
- Troponina I
- Actina
- α-tropomiosina
- Proteína C de ligação à miosina
- Filamento fino
- Cadeia pesada de β-miosina
- Braço
- Cabeça
- Filamento grosso
- Cadeia leve de miosina essencial de titina
- Regulação da cadeia leve de miosina

Blamb/Shutterstock

Os filamentos de miosina presentes na fibra muscular são formados por múltiplas moléculas de miosina, que possuem projeções: os braços e as cabeças, também conhecidas como *pontes cruzadas*. Cada ponte cruzada é flexível (lembrando uma dobradiça) e possui uma disposição ao longo de todo o filamento. Na extremidade da ponte cruzada existe uma enzima chamada de *adenosina trifosfatase* (ATPase), que quebra a molécula de ATP, gerando energia (Figura 1.21) (Hall, 2017; Lima, 2015; Martini et al., 2014).

Figura 1.21 Filamento de miosina

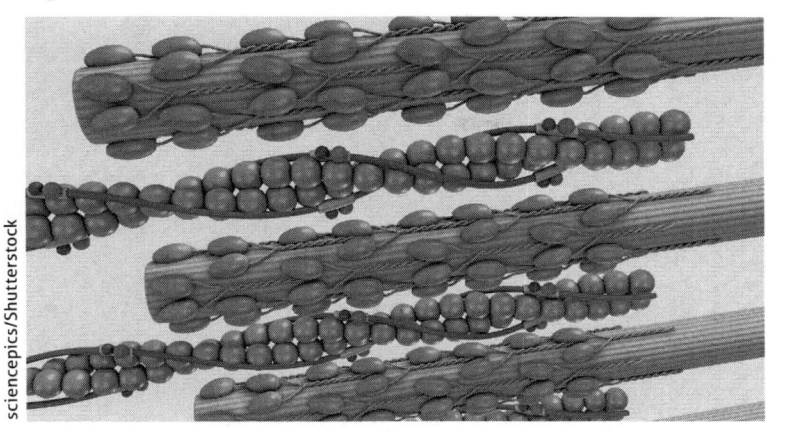

Os filamentos de actina são formados pela tropomiosina, que recobre os locais ativos do filamento de actina, impedindo a contração, e pela troponina, estrutura ligada à tropomiosina que age regulando a contração muscular. A troponina é formada por três subunidades: a troponina I, que apresenta afinidade pela actina; a troponina T, que possui conexão com a tropomiosina; e a troponina C, a qual apresenta relação com os íons Ca^{++} (Figura 1.22). Os filamentos de actina são recobertos pelo complexo troponina-tropomiosina, impedindo a contração muscular. Na presença dos íons Ca^{++}, os efeitos do complexo troponina-tropomiosina são bloqueados, os filamentos de actina são liberados, e as pontes cruzadas dos filamentos de miosina são atraídas para os locais ativos nos filamentos de actina, promovendo a contração do músculo (Hall, 2017; Lima, 2015; Martini et al., 2014).

Figura 1.22 Filamento de actina

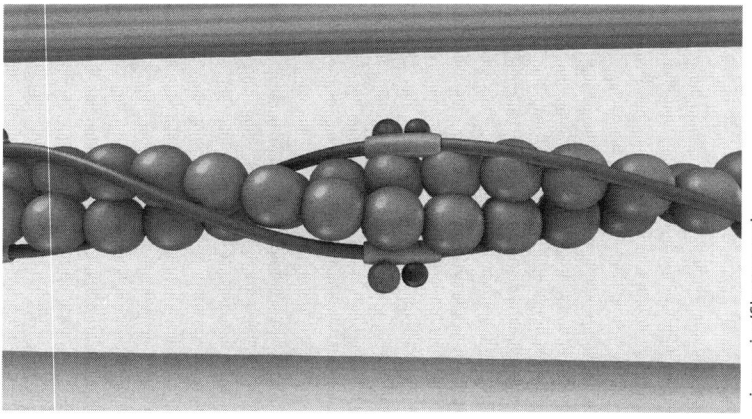

sciencepics/Shutterstock

    Para que ocorram a contração muscular e a interação entre os filamentos de actina e miosina, é necessário energia. Nesse sentido, diversas podem ser as fontes de energia utilizadas para a contração do músculo. A principal delas vem do ATP, em que as pontes cruzadas puxam o filamento de actina, promovendo a sobreposição e, com efeito, a contração. Outras fontes são o bombeamento dos íons Ca^{++} do sarcoplasma para o retículo sarcoplasmático e, por fim, a presença da bomba de Na^+ e K^+ (Hall, 2017; Lima, 2015; Martini et al., 2014).

    Para que o ATP seja reconstruído, é necessário contar com uma fonte de energia presente na fibra muscular. Uma delas é a fosfocreatina, que reconstrói o ATP através da adição de um novo íon fosfato à adenosina difosfato (ADP). Outra fonte de energia pode ser a glicólise do glicogênio armazenado nas células musculares, originando ácido pirúvico e ácido lático e convertendo o ADP em ATP, bem como o metabolismo oxidativo, combinando O_2 com os produtos finais da glicólise, além de vários nutrientes (carboidratos, gorduras, proteínas), liberando o ATP e promovendo a contração muscular.

Cada músculo do corpo é composto por fibras musculares classificadas como rápidas (branca) e lentas (vermelha), a depender das características intrínsecas de cada uma delas (Quadro 1.3). Uma das principais características da fibra muscular é a presença de uma proteína chamada de *mioglobina*, a qual está relacionada ao transporte de oxigênio. Portanto, as fibras musculares classificadas como *vermelhas*, ou *lentas*, possuem grande quantidade de mioglobina e um alto metabolismo oxidativo. No entanto, nas fibras musculares classificadas como *brancas*, ou *rápidas*, o metabolismo oxidativo ocorre por uma via secundária e sua quantidade de mioglobina é menor (Hall, 2017; Lima, 2015; Martini et al., 2014).

Quadro 1.3 Características das fibras musculares

Fibras musculares lentas (vermelhas)	Fibras musculares rápidas (Brancas)
Menores	Grandes + força
Fibras nervosas menores	Retículo sarcoplasmático extenso
Vascularização mais extensa	Grande quantidade de enzimas glicolíticas
Maior número de mitocôndrias	Menor suprimento de sangue
Alto metabolismo oxidativo	Menor número de mitocôndrias
Maior quantidade de mioglobina + O_2	Menor quantidade de mioglobina

O sistema muscular só funciona por conta das mensagens enviadas pelo SNC ao músculo específico (ou grupo de músculos) em virtude do qual se deseja realizar um movimento. Dessa forma, para que isso ocorra, toda fibra muscular é inervada por uma só fibra nervosa, formando o que chamamos de *unidade motora* (Figura 1.23). É através dessa fibra nervosa que a informação elétrica chega à fibra muscular, deflagrando a contração. Porém, mesmo quando os músculos estão em repouso, eles ainda apresentam certa tensão em suas fibras. A isso chamamos de *tônus muscular*, ocasionado pela baixa frequência de impulsos nervosos que estão chegando na fibra muscular (Hall, 2017; Lima, 2015; Martini et al., 2014).

Figura 1.23 **Unidade motora**

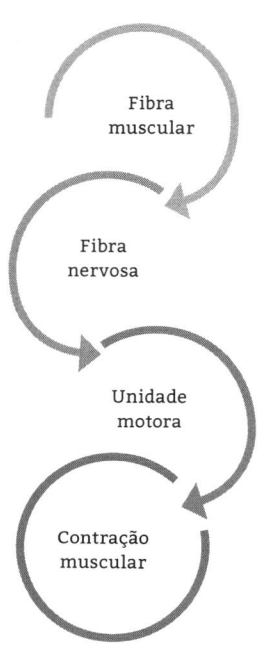

- Fibra muscular
- Fibra nervosa
- Unidade motora
- Contração muscular

Quando os músculos se contraem durante longos períodos de forma vigorosa e intensa, eles podem originar o que chamamos de *fadiga muscular*, a qual aumenta conforme começam a acabar as reservas de energia presentes na fibra muscular – nesse caso, o glicogênio. A fadiga também pode se dar pela incapacidade contrátil entre os filamentos de actina e miosina, bem como por processos metabólicos ou pela interrupção do fluxo sanguíneo no local, impedindo que a fibra muscular receba oxigênio e nutrientes necessários para a produção de energia, ocasionando a contração (Hall, 2017; Lima, 2015; Martini et al., 2014).

Outros mecanismos fisiológicos importantes que ocorrem com os músculos e que são de extrema importância são a hipertrofia e a atrofia muscular (Figura 1.24). A hipertrofia surge pelo aumento da massa total do músculo, isto é, pelo aumento do número de filamentos de actina e miosina. Em contrapartida, a atrofia é gerada quando a massa total diminui, ou seja, quanto não há uso do músculo ou do grupo muscular. Nesse caso, o complexo de proteína ubiquitina-proteassomo dependente de ATP promove a degradação das proteínas contráteis presentes nos filamentos de actina e miosina. Consequentemente, ocasionam uma queda severa nos processos de contração muscular, dificultando o movimento (Hall, 2017; Lima, 2015; Martini et al., 2014).

Figura 1.24 Hipertrofia *versus* atrofia

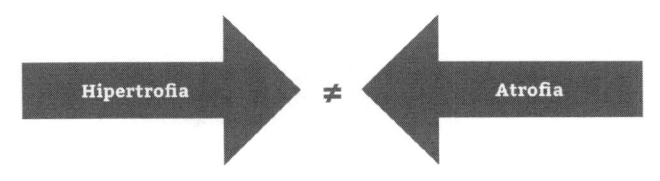

Hipertrofia ≠ Atrofia

Para que o processo de contração muscular ocorra, é necessária a interação entre uma fibra nervosa mielinizada (composta por neurônios do sistema nervoso) e a fibra muscular, formando o que chamamos de *junção neuromuscular* (Figura 1.25) (Hall, 2017; Lima, 2015; Martini et al., 2014).

Figura 1.25 Junção neuromuscular

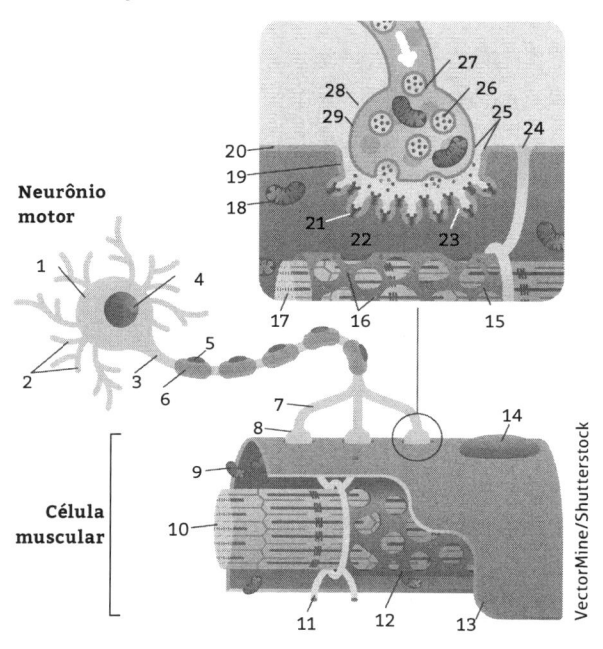

1.	Corpo celular	16.	Íons de cálcio
2.	Dendritos	17.	Miofibrila
3.	Axônio	18.	Mitocôndria
4.	Núcleo	19.	Membrana pós-sináptica
5.	Células de Schwann	20.	Sarcolema
6.	Bainha de mielina	21.	Receptor de acetilcolina
7.	Ramo axonal	22.	Sarcoplasma
8.	Terminal axonal	23.	Dobras de junção do sarcolema
9.	Mitocôndria	24.	Túbulo T
10.	Miofibrila	25.	Fenda sináptica
11.	Túbulo T	26.	Acetilcolina
12.	Retículo sarcoplasmático	27.	Vesícula
13.	Sarcolema	28.	Terminal axonal
14.	Núcleo da fibra muscular	29.	Membrana pré-sináptica
15.	Retículo sarcoplasmático		

Para entendermos os mecanismos básicos da contração muscular, primeiramente precisamos esclarecer três conceitos importantes de fisiologia celular. O primeiro diz respeito ao **potencial de difusão**, referente à diferença de concentração entre diferentes íons em ambos os lados da membra celular. O exemplo mais comum desse conceito é a difusão dos íons de Na^+ e K^+. Quando eles cruzam a membrana celular, um dos lados da membrana tende a ficar positivo, e o outro, negativo, gerando o que chamados de *eletropositividade*. Essa diferença de cargas elétricas geradas na membrana celular pode acionar um potencial de membrana. Assim, os íons se difundem através da membrana, com o auxílio de proteínas transportadoras, também conhecidas como *canais iônicos* (Figura 1.26) (Hall, 2017; Lima, 2015; Martini et al., 2014).

Figura 1.26 Difusão de íons através da membrana celular

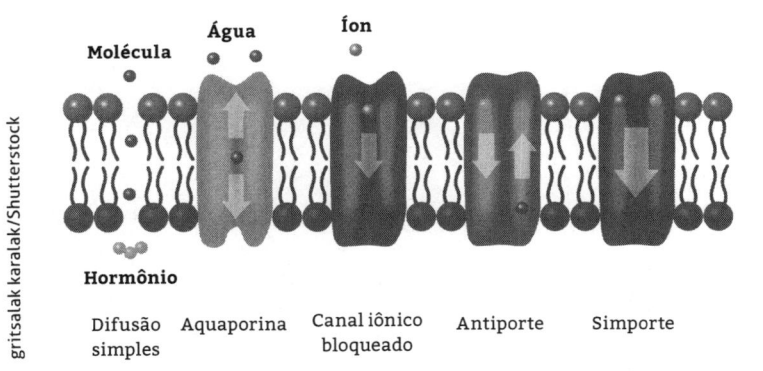

O segundo conceito é o chamado **potencial de membrana**. Vale ressaltar que os íons mais importantes para gerar um potencial de membrana na fibra muscular são os íons Na^+ e K^+, e a concentração desses íons dentro e fora da membrana e a sua passagem através da membrana para manter o equilíbrio geram uma voltagem, um sinal elétrico conhecido como *potencial de membrana* (Figura 1.27) (Hall, 2017; Lima, 2015; Martini et al., 2014).

Figura 1.27 Potencial de membrana – íons Na⁺ e K⁺

Base iônica do potencial de repouso da membrana

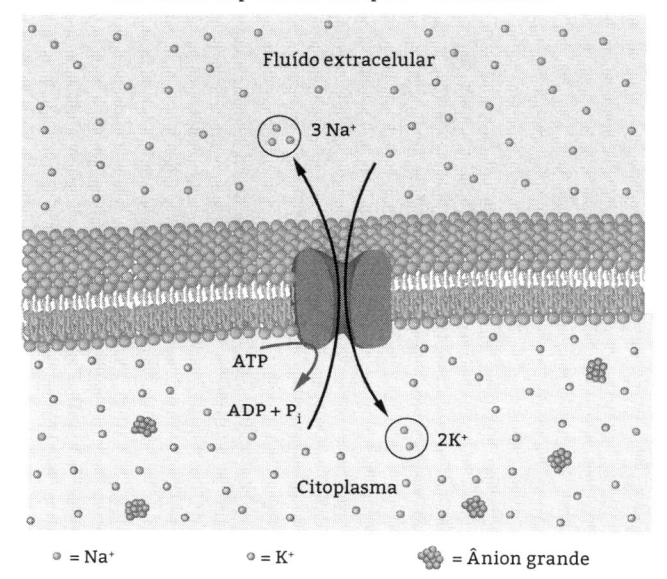

○ = Na⁺   ○ = K⁺   ✿ = Ânion grande

O terceiro conceito é o chamado de **potencial de ação**, uma característica comum de células excitáveis, principalmente da fibra muscular e dos neurônios. Ele possui a capacidade de gerar energia na membrana celular e sua propagação é extremamente rápida. No caso da fibra muscular, o potencial de ação é iniciado pelo sinal nervoso que se dirige, em ambas as direções, até as suas extremidades.

O potencial de ação é dividido em três fases: a primeira é chamada de *potencial de repouso* da membrana, quando a célula se encontra negativa (exemplo de -70 milivolts). Nessa situação, ocorre uma elevada condutância do íon K⁺ para dentro da célula (LIC) e os canais de Na⁺ são fechados, impedindo a saída desse íon para o meio extracelular (Hall, 2017; Lima, 2015; Martini et al., 2014).

Na sequência ocorre a segunda fase, também chamada de *fase ascendente* do potencial de ação, em que acontece a abertura dos canais de Na$^+$. Esse íon saí do LIC em direção ao LEC, passando pela membrana celular e alterando seu potencial de membrana para positivo (ou seja, +65 milivolts). Na terceira fase, dá-se a repolarização do potencial de ação por meio do fechamento dos canais de Na$^+$ e da abertura dos canais de K$^+$. Isso ocorre porque a célula precisa manter o equilíbrio desses íons entre LIC e LEC. As fases do potencial de ação estão expressas na Figura 1.28 (Hall, 2017; Lima, 2015; Martini et al., 2014).

Figura 1.28 Potencial de ação

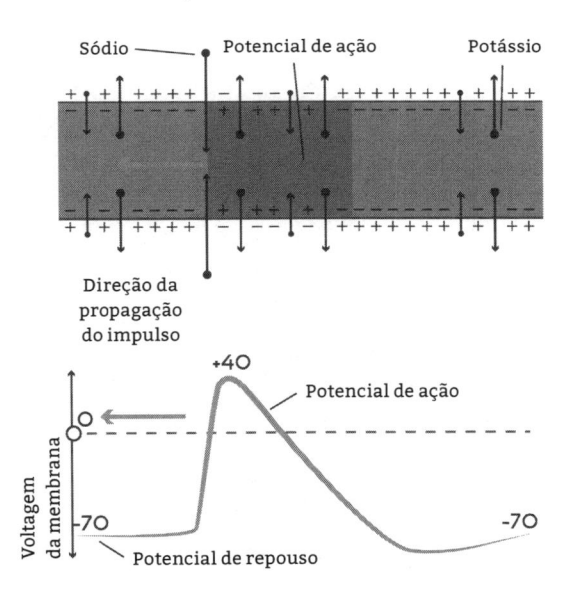

Como apresentamos anteriormente, a junção neuromuscular diz respeito à conexão existente entre um nervo motor e a fibra muscular. Portanto, é o local onde tem início o processo de contração muscular. Um sinal elétrico trafega do SNC e passa para o sistema nervoso periférico (SNP), que transmite essa informação ao grupo muscular específico para a execução de determinado movimento – por exemplo, a contração do músculo bíceps braquial. Porém, no nível celular ou no nível da fibra muscular, tudo acontece de forma microscópica (Hall, 2017; Lima, 2015; Martini et al., 2014).

As etapas que constituem a sequência de eventos fisiológicos são se seguintes: o nervo motor é considerado pré-sináptico, e a fibra muscular, pós-sináptica; entre ambos, há um espaço, a fenda sináptica; o nervo motor já sofreu a ação sequencial dos eventos já mencionados (potencial de difusão, potencial de membrana e potencial de ação) – por meio da energia do potencial de ação, abrem-se os canais de voltagem de Ca^{++}; uma grande quantidade de Ca^{++} adentra o nervo motor e libera as vesículas contendo um dos principais neurotransmissores excitatórios para a contração muscular, a acetilcolina; por meio do processo de exocitose, a acetilcolina é liberada na fenda sináptica entre o neurônio motor e a fibra muscular (Figura 1.29) (Hall, 2017; Lima, 2015; Martini et al., 2014).

Figura 1.29 Propagação da transmissão – nervo motor e fibra muscular

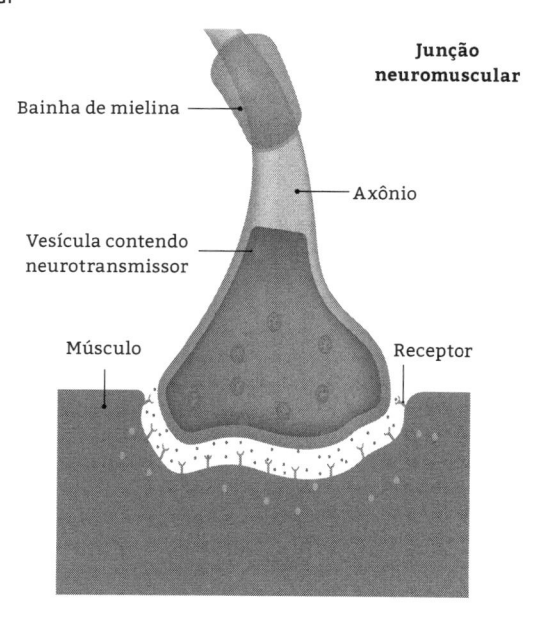

Quando os receptores presentes na fibra muscular realizam a captação de acetilcolina, tem-se a alteração do potencial de repouso da membrana da fibra muscular. Nesse momento, o potencial de repouso registrado é de, aproximadamente, −80 a −90 milivolts. O período transcorrido entre a alteração do potencial de repouso da membrana e a deflagração de um potencial de ação na fibra muscular é extremamente rápido – em média, de 1 a 5 milissegundos. O potencial de ação percorre os túbulos T, que fazem contato direto com o retículo sarcoplasmático, onde se encontra uma grande quantidade de Ca^{++} armazenado. Esse potencial provoca a liberação de íons Ca^{++} no interior da fibra muscular, os quais agem direto nos filamentos de actina, liberando os sítios de ligação para o acoplamento da miosina e promovendo a contração muscular no nível celular. Após o acoplamento, a excitação e a contração, a bomba de Ca^{++} reduz a concentração do íon para finalizar a contração (Figura 1.30) (Hall, 2017; Lima, 2015; Martini et al., 2014).

Figura 1.30 Eventos fisiológicos entre nervo motor *versus* fibra muscular

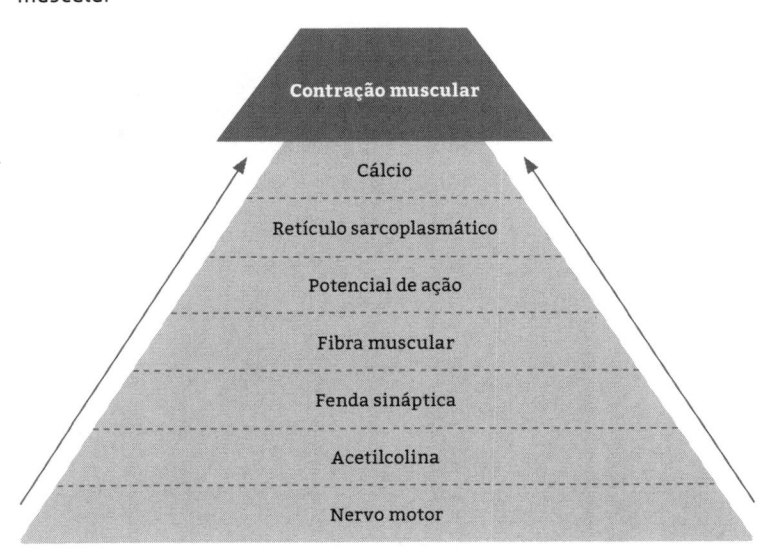

```
           Contração muscular
              Cálcio
         Retículo sarcoplasmático
           Potencial de ação
             Fibra muscular
             Fenda sináptica
              Acetilcolina
              Nervo motor
```

1.5 Contração do músculo esquelético

O sistema muscular possui diversas funções, sendo a principal delas a capacidade de produzir movimento. Porém, este só é produzido graças aos mecanismos celulares de contração muscular. A esse respeito, observe a Figura 1.31, que traz um mapa que descreve as etapas envolvidas no processo de contração muscular (Hall, 2017; Lima, 2015; Martini et al., 2014).

Figura 1.31 Mapa da contração muscular

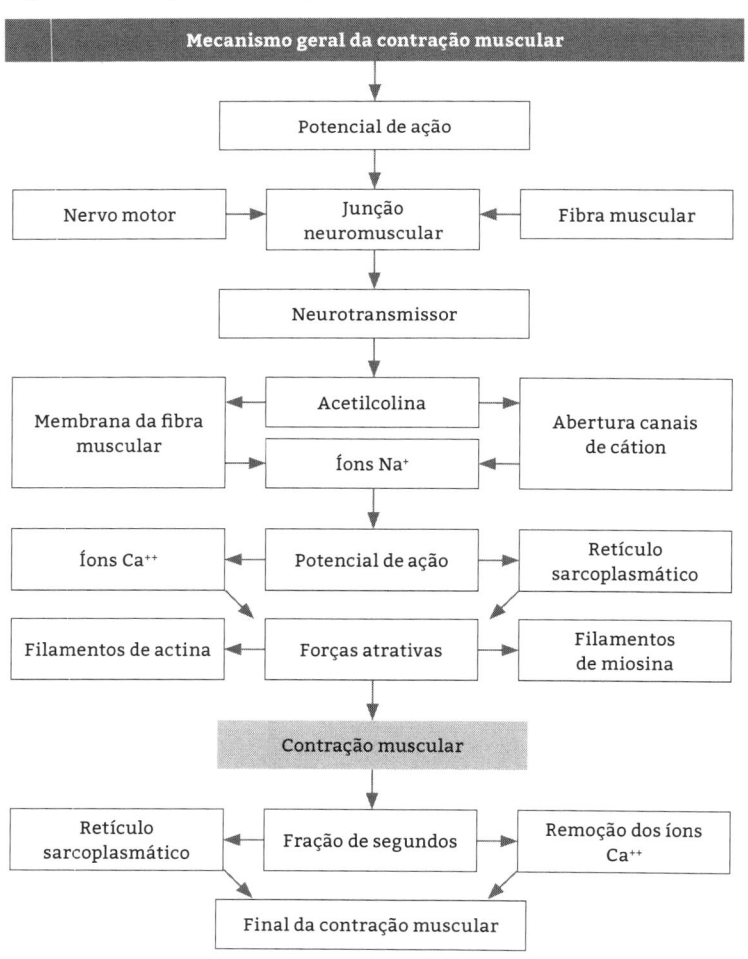

```
                    Mecanismo geral da contração muscular
                                    │
                                    ▼
                          ┌──────────────────┐
                          │ Potencial de ação│
                          └──────────────────┘
                                    │
    ┌──────────────┐      ┌──────────────────┐      ┌──────────────┐
    │ Nervo motor  │─────▶│     Junção       │◀─────│Fibra muscular│
    └──────────────┘      │  neuromuscular   │      └──────────────┘
                          └──────────────────┘
                                    │
                                    ▼
                          ┌──────────────────┐
                          │ Neurotransmissor │
                          └──────────────────┘
                                    │
    ┌──────────────┐      ┌──────────────────┐      ┌──────────────┐
    │ Membrana da  │◀─────│   Acetilcolina   │─────▶│Abertura canais│
    │fibra muscular│      ├──────────────────┤      │  de cátion   │
    │              │─────▶│    Íons Na⁺      │◀─────│              │
    └──────────────┘      └──────────────────┘      └──────────────┘
                                    │
                                    ▼
    ┌──────────────┐      ┌──────────────────┐      ┌──────────────┐
    │  Íons Ca⁺⁺   │◀─────│ Potencial de ação│◀─────│   Retículo   │
    └──────────────┘      └──────────────────┘      │sarcoplasmático│
                                                    └──────────────┘
    ┌──────────────┐      ┌──────────────────┐      ┌──────────────┐
    │ Filamentos   │◀─────│ Forças atrativas │─────▶│  Filamentos  │
    │  de actina   │      └──────────────────┘      │  de miosina  │
    └──────────────┘                                └──────────────┘
                                    │
                                    ▼
                          ┌──────────────────┐
                          │Contração muscular│
                          └──────────────────┘
                                    │
                                    ▼
    ┌──────────────┐      ┌──────────────────┐      ┌──────────────┐
    │   Retículo   │◀─────│Fração de segundos│─────▶│Remoção dos íons│
    │sarcoplasmático│     └──────────────────┘      │     Ca⁺⁺     │
    └──────────────┘               │                └──────────────┘
                                   ▼
                    ┌──────────────────────────┐
                    │Final da contração muscular│
                    └──────────────────────────┘
```

As fibras musculares se agrupam em estruturas maiores para formar os músculos, que possuem a capacidade de mover os segmentos corporais por meio da contração do músculo esquelético. Tal contração só acontece por conta do extremo equilíbrio dos íons entre o LIC e o LEC. Vale a pena ressaltar a importância dos íons Na^+ e K^+ e, principalmente, do íon Ca^{++} no processo de contração do músculo esquelético (Figura 1.32) (Hall, 2017; Lima, 2015; Martini et al., 2014).

Figura 1.32 Principais íons da contração muscular

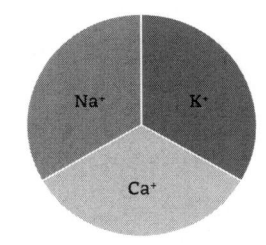

1.5.1 Aspectos da hipertrofia no músculo esquelético

A atividade física influencia uma série de adaptações na musculatura esquelética do indivíduo. O músculo esquelético é um tecido altamente complexo, capaz de apresentar uma resposta bastante precisa e efetiva à hipertrofia, como a adaptação metabólica e a regeneração. Nesse sentido, o estímulo mais eficaz para induzir mecanismos fisiológicos de reorganização celular no músculo esquelético sem dúvida é o treinamento físico (Hall, 2017; Lima, 2015; Martini et al., 2014).

Os mecanismos fisiológicos que permeiam o processo da hipertrofia estão diretamente relacionados ao aumento da força muscular decorrente de um crescimento do número de componentes moleculares (a exemplo das miofibrilas) presentes no músculo esquelético. Quando estudamos as células musculares, ou seja, a fibra muscular, percebemos que se tratam de células multinucleadas; portanto, cada fibra é formada pela junção de muitas centenas de células progenitoras, também conhecidas como *células-satélites*. Quando tais células são ativadas, elas se diferenciam em miócitos, que permitem o reparo e a hipertrofia de miofibrilas ou a geração destas (Hall, 2017; Lima, 2015; Martini et al., 2014).

Assim, o estímulo celular proveniente da prática do exercício físico é capaz de induzir diferentes mecanismos de hipertrofia na fibra muscular esquelética, a depender do padrão de inervação da fibra. O estímulo molecular proveniente do treino físico de força ativa células-satélites e promove a maturação miogênica; em contrapartida, o treino físico aeróbico promove ativação mitocondrial. É importante ter em mente que a hipertrofia muscular é o resultado da homeostase entre a síntese e a degradação proteica no nível do miócito (Hall, 2017; Lima, 2015; Martini et al., 2014).

⋮⋮⋮ *Síntese*

No decorrer deste capítulo, apresentamos uma introdução sobre à fisiologia humana e seus principais aspectos, dando ênfase à organização funcional do corpo humano, aos sistemas de controle, bem como às células como unidades funcionais. Além disso, explicamos o funcionamento básico das células musculares e, por fim, o mecanismo fisiológico da contração do músculo esquelético – um dos processos mais importantes de nossa fisiolofia.

Vale reforçar que as células são a unidade funcional do corpo humano, ao passo que as fibras musculares correspondem à unidade funcional do sistema muscular. As células possuem diversas organelas, no entanto, uma das mais importantes é a mitocôndria, essencial para a produção de energia na fibra muscular. Também mencionamos que a água é um dos elementos essenciais no corpo humano, principalmente no nível celular, para garantir o transporte de substâncias entre o LIC e o LEC. Ainda, vimos que diversos íons chegam nas células do corpo através do transporte de água, os quais são considerados a *química da vida*.

O corpo humano depende de mecanismos bastante precisos para controlar todos os processos fisiológicos que acontecem entre células, tecidos, órgãos, sistemas e aparelhos. Sob essa ótica, discutimos que uma interação fundamental para esses mecanismos de controle é a que ocorre entre o sistena nervoso central, por meio do hipotálamo, e o sistema endócrino, através da hipófise, promovendo a homeostase corporal. Por sua vez, outro sistema, o respiratório, fornece o oxigênio de que o corpo precisa e remove o dióxido de carbono; em contrapartida, o sistema gastrintestinal é responsável pela absorção dos mais diversos nutrientes, importantes para a manutenção celular; por fim, fica ao encargo do sistema urinário a remoção de todos os compostos tóxicos contidos na corrente sanguínea, provenientes do metabolismo celular.

Quando pensamos em movimento, precisamos lembrar que existe todo um maquinário celular envolvido, no qual a fibra muscular é a mais importante. As fibras musculares são consideradas células excitáveis responsáveis pela contração e pelo relaxamento e possuem componentes essenciais para a promoção desses mecanismos, como os filamentos de actina e miosina, o retículo sarcoplasmático e as mitocôndrias. O mecanismo de contração muscular se dá pela interação entre esses filamentos. Os filamentos de miosina são compostos pelas pontes cruzadas, e os filamentos de actina, pela tropomiosina e pela troponina.

Também apresentamos as principais fontes de energia utilizadas pela célula, que são a fosfocreatina, o glicogênio e o metabolismo oxidativo. Mostramos ainda que a contração ocorre pela interação entre o neurônio motor e a fibra muscular, também conhecida como *junção neuromuscular*. Por fim, abordamos a ação do principal neurotransmissor, a acetilcolina, e a difusão de íons através da membrana celular, gerando potencial de membrana e o potencial de ação.

ııı Indicação cultural

Artigo

Neste capítulo, apresentamos a importância da junção neuromuscular, uma sinapse celular (entre um neurônio motor e uma fibra muscular esquelética) que permite a tradução de sinais químicos durante a execução de atividades físicas. Para você compreender melhor a relevância dessa região, leia o artigo a seguir, sobre as adversidades do bloqueio e da reversão neuromuscular. O presente estudo traz uma abordagem das principais alterações fisiopatológicas e de fármacos que podem influenciar na junção neuromuscular, bem como em seus mecanismos de ação.

ALENCAR, A. F. F. et al. Adversidades do bloqueio e da reversão neuromuscular. **Revista de Medicina de Minas Gerais**, v. 26, Supl. 1, p. 22-33, 2016. Disponível em: <http://rmmg.org/exportar-pdf/1932/v26s1a05.pdf>. Acesso em: 28 abr. 2020.

■ Atividades de autoavaliação

1. As células presentes em nosso corpo possuem diferentes formas, tamanhos e estruturas, dependendo de sua função no organismo. Contudo, nossas células lembram uma fábrica complexa, onde cada máquina precisa estar em seu devido lugar na linha de produção. Em seu interior, elas contam com estruturas chamadas de *organelas* (as máquinas da fábrica). Cada organela tem uma função específica para manter a vitalidade e o equilíbrio da célula. Por isso, a depender da função do tecido em que esta se encontra, ela precisará de mais organelas.

   Com base nas informações apresentadas e considerando que a fibra muscular precisa de grande quantidade de energia, assinale a alternativa que apresenta a organela da fibra muscular responsável pela produção de grande quantidade de energia durante o exercício físico):

a) Mitocôndria.
b) Retículo sarcoplasmático.
c) Complexo golgiense.
d) Citoesqueleto.
e) Sarcoplasma.

2. Uma das principais características dos mecanismos fisiológicos encontrados no corpo humano diz respeito à preservação do equilíbrio para manter todos os processos físicos e químicos funcionando adequadamente. Nesse sentido, um dos mais importantes conceitos em fisiologia é a homeostase, isto é, o equilíbrio. Se células, tecidos, órgãos, sistemas e aparelhos se mantiverem em perfeita harmonia, todo o organismo se encontrará em homeostase; porém, caso ocorra a quebra desse equilíbrio perfeito, abre-se espaço para a instalação de processos patológicos, ou seja, doenças.

   Com base no texto apresentado, avalie as asserções a seguir e a relação proposta entre elas.

   I. Um dos mecanismos mais perfeitos para a regulação das funções corporais e do sistema de controle é a interação que existe entre os sistema nervoso central e urinário, através de suas respectivas estruturas.

   Porque

   II. No sistema nervoso central, a estrutura mais importe é o hipotálamo, localizado no diencéfalo e considerado o centro integrador das atividades dos órgãos viscerais, responsável pelo controle da temperatura corporal, bem como por emoções, comportamento sexual, apetite, fome, sono e balanço hídrico. Constitui-se, assim, como uma das principais estruturas do sistema nervoso central responsáveis por manter a homeostase corporal.

A respeito dessas asserções, assinale a alternativa correta:

a) As asserções I e II são verdadeiras, e a II é uma justificativa correta da I.
b) As asserções I e II são verdadeiras, mas a II não é uma justificativa correta da I.
c) A asserção I é verdadeira, mas a II é falsa.
d) A asserção I é falsa, mas a II é verdadeira.
e) As asserções I e II são falsas.

3. Quando pensamos na prática de qualquer exercício físico, devemos ter em mente que isso só é possível graças à unidade funcional do sistema muscular: a célula muscular, ou *fibra muscular*, como é mais conhecida. As fibras musculares são células excitáveis especializadas em realizar a contração e o relaxamento, e seu agrupamento forma massas macroscópicas chamadas de *músculos*, os quais são controlados pelo sistema nervoso, que também os divide em músculos voluntários e involuntários.

Considerando o exposto neste capítulo e com base no excerto lido, assinale a alternativa que apresenta como os músculos esqueléticos são classificados:

a) Involuntários.
b) Voluntários.
c) Elementos ativos.
d) Elementos passivos.
e) Excitáveis.

4. Existem três eventos fisiológicos básicos que precisam ocorrer para ativar o mecanismo de contração muscular. Com base nessa afirmação, avalie as assertivas a seguir:

I. O potencial de difusão ocorre devido à diferença de concentração entre variados íons em ambos os lados da membrana celular.

II. O potencial de membrana corresponde à diferença de cargas elétricas geradas na membrana celular.

III. O potencial de ação possui a capacidade de gerar energia na membrana celular e sua propagação é extremamente rápida. No caso da fibra muscular, o potencial de ação é iniciado pelo sinal nervoso que se dirige, em ambas as direções, até as extremidades da fibra muscular.

É correto o que se afirma em:

a) I, apenas.
b) II, apenas.
c) I e II, apenas.
d) II e III, apenas.
e) I, II e III.

5. Para que haja a contração muscular, ela dependerá da ação de um neurotransmissor excitatório na junção neuromuscular e de um íon presente na fibra muscular agindo sobre os filamentos de actina e miosina. Considerando essa afirmação, assinale a seguir a alternativa que apresenta, respectivamente, o neurotransmissor e o íon fundamentais para a contração muscular:

a) Epinefrina e Na^+.
b) Acetilcolina e K^+.
c) Adrenalina e Ca^{++}.
d) Acetilcolina e Ca^{++}.
e) Noradrenalina e Na^+.

Atividades de aprendizagem

Questões para reflexão

1. O treino resistido, ou seja, com pesos, atualmente muito utilizado nas academias, sob o acompanhamento de um educador físico, auxilia muito no aumento da massa muscular

esquelética. Contudo, é muito importante que você, leitor, permita-se refletir sobre quais fatores fisiológicos discutidos ao longo deste capítulo influenciam no aumento da massa muscular. Durante sua reflexão, procure se desprender do senso comum e desenvolver um raciocínio adequado à esfera científica.

2. Vamos supor que um ciclista de 32 anos sofreu uma queda durante um treino de longa extensão e fez uma fratura exposta na tíbia direita. Após todos os tratamentos cirúrgicos, sua perna ficou imobilizada por dez semanas, mas ele percebeu que, durante esse tempo, seu músculo gastrocnêmio diminuiu drasticamente de tamanho. Relatos de casos como esses são comuns, porém, a reflexão científica sobre o evento em questão é muito importante. Portanto, nesta atividade, retome alguns conteúdos do capítulo e faça uma análise reflexiva a respeito de qual processo fisiológico influenciou na diminuição do músculo gastrocnêmio do ciclista. Isso se faz necessário para a construção do seu processo de aprendizagm e a consolidação do seu conhecimento científico.

Atividade aplicada: prática

1. O mecanismo de contração muscular ocorre por meio da interação entre os filamentos de actina e miosina. Os filamentos desta são compostos pelas pontes cruzadas, e os daquela, pela tropomiosina e troponina. Com base nas informações apresentadas e em seus conhecimentos, faça uma pesquisa de imagens (na internet, em livros etc.) que mostrem os filamentos de actina e miosina e utilize esse recurso para colorir e aprimorar a consolidação de seu aprendizado, visto que essas estruturas e seus mecanismos se referem a processos microscópicos e de difícil entendimento. Em seguida, compare com imagens originais.

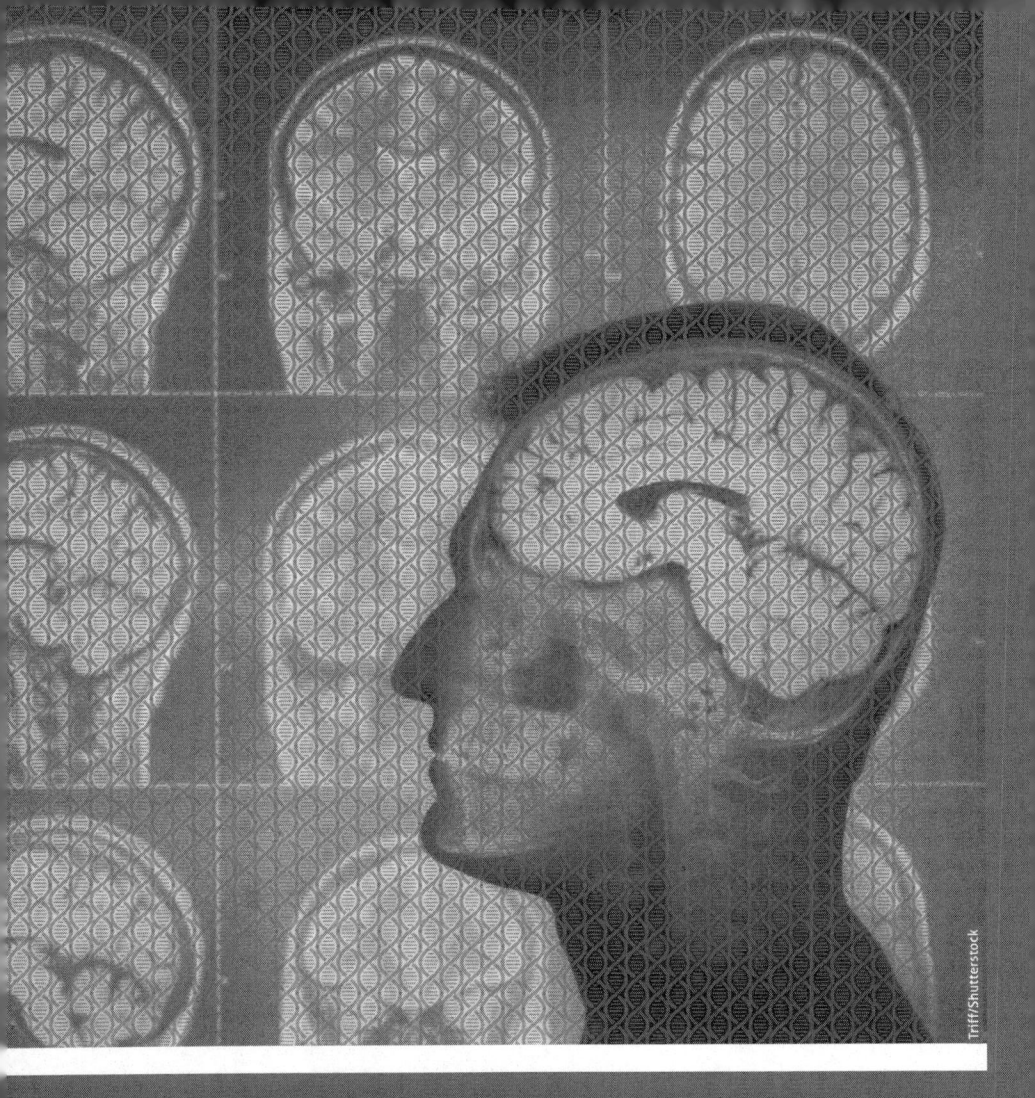

Capítulo 2

Neurofisiologia

O **sistema nervoso** desempenha diversas atividades cognitivas integradas para manter a homeostase corporal. Ele é capaz de receber estímulos e interpretá-los, desencadeando respostas e comandos precisos a todos os sistemas do corpo. Esse sistema se divide em sistema nervoso central (SNC), local de recepção de estímulos e comando de respostas, e sistema nervoso periférico (SNP), via condutora dos estímulos do SNC para o SNP e vice-versa. A unidade funcional do sistema nervoso é o neurônio, em que todos os mecanismos neurofisiológicos acontecem (Figura 2.1) (Hall, 2017; Maurer, 2014; Mourão Júnior; Abramov, 2011; Douglas, 2006).

Figura 2.1 Nível organizacional do sistema nervoso

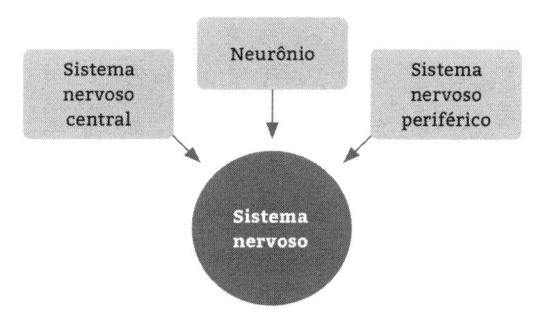

```
    Sistema          Neurônio         Sistema
    nervoso                           nervoso
    central                           periférico
         ↘              ↓              ↙
                    Sistema
                    nervoso
```

O SNC é composto pelo encéfalo, protegido pelo crânio, e por suas subdivisões: cérebro (telencéfalo e diencéfalo), tronco encefálico (mesencéfalo, ponte, bulbo) e cerebelo. A medula espinhal fica protegida pelo canal vertebral. Por sua vez, o SNP é formado pelos nervos (compostos de diversos neurônios). Existem 12 pares de nervos cranianos, que são divididos em sensitivos (resposta sensorial), motores (resposta motora) e viscerais, os quais seguem as ordens emanadas do sistema nervoso autônomo (SNA), e 31 pares de nervos raquidianos, ou espinais, que partem da medula espinal e são classificados como *mistos*. Contudo, o sistema nervoso só funciona graças aos órgãos dos sentidos (visão, audição, tato, paladar e olfato). Eles são a janela de conexão do ambiente externo com os fantásticos mecanismos deflagrados no cérebro para a resposta e o equilíbrio de todas as funções fisiológicas no corpo (Hall, 2017; Maurer, 2014; Mourão Júnior; Abramov, 2011; Douglas, 2006).

- Objetivos do capítulo
    - compreender a organização funcional do sistema nervoso;
    - analisar os principais mecanismos neurofisiológicos;
    - aplicar os conceitos de neurofisiologia em situações concretas das áreas de saúde, biológica e correlatas.

- Palavras-chave
  - Sinapses;
  - Memória;
  - Neurônio;
  - Potencial elétrico;
  - Neurotransmissores;
  - Experiências sensoriais.

2.1 Sistema nervoso: neurônio – unidade funcional

A unidade funcional básica de todo o sistema nervoso são os neurônios. Ao todo, são aproximadamente 100 bilhões de neurônios, classificados como células excitáveis, capazes de responder a estímulos. Tais células possuem dendritos, que representam o local de chegada das informações através das sinapses, bem como corpo celular, núcleo e axônio (também conhecido como *corpo*).

Essa região é recoberta pela bainha de mielina e por espaços chamados de *nodos de Ranvier*, terminando no botão do terminal axonal, conforme exposto na Figura 2.2 (Hall, 2017; Maurer, 2014; Mourão Júnior; Abramov, 2011; Douglas, 2006).

Figura 2.2 Neurônio

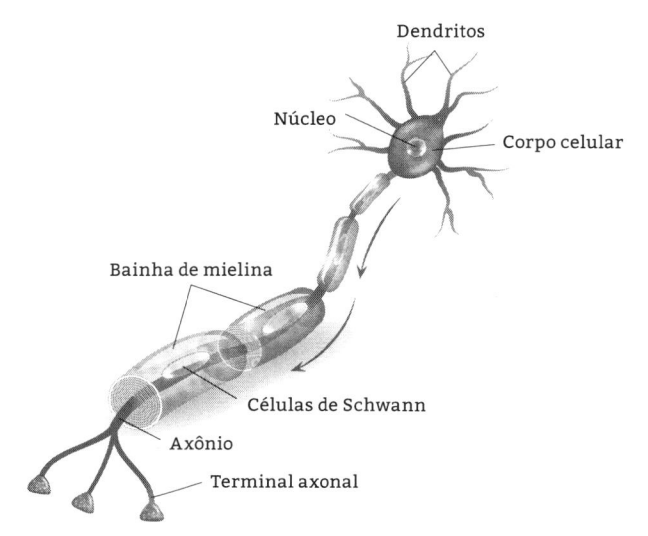

Dendritos
Núcleo
Corpo celular
Bainha de mielina
Células de Schwann
Axônio
Terminal axonal

Tefi/Shutterstock

A propagação do sinal elétrico que percorre o sistema nervoso chega nos neurônios pelos dendritos e trafega pelo axônio. A direção da propagação do sinal é anterógrada, isto é, sempre ocorre do axônio para os dendritos no neurônio seguinte, de forma unidirecional. O que delimita essa ordem é a presença da sinapse, sendo que um neurônio será pré-sináptico, propagando a informação via axônio, e o outro será pós-sináptico, captando a informação através dos dendritos (Figura 2.3).

Os neurônios são organizados nas estruturas anatômicas do sistema nervoso de acordo com suas funções, estejam eles localizados no SNC ou no SNP. Exemplos dessas estruturas são os gânglios, grupos de neurônios localizados no exterior do SNC (Hall, 2017; Maurer, 2014; Mourão Júnior; Abramov, 2011; Douglas, 2006).

Figura 2.3 Propagação da informação

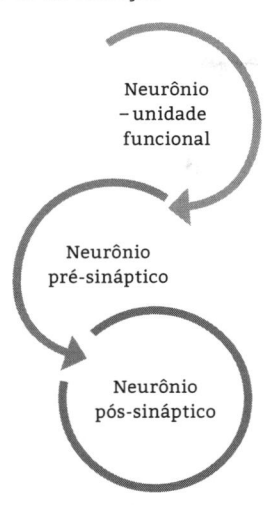

- Neurônio – unidade funcional
- Neurônio pré-sináptico
- Neurônio pós-sináptico

O sistema nervoso não possui somente neurônios, mas também as células da Glia, conhecidas como *neuroglias*, que fazem parte do tecido nervoso e sempre estão paralelas aos neurônios, tanto no SNC quanto no SNP. Elas ocupam os espaços existentes entre os neurônios e, embora não realizem sinapse, conferem suporte estrutural e metabólico, formam a bainha de mielina, proporcionam o revestimento das cavidades cerebrais e participam na formação do líquor. As principais células da Glia são a micróglia, os astrócitos, os oligodentrócitos e as células ependimárias (Figura 2.4) (Hall, 2017; Maurer, 2014; Mourão Júnior; Abramov, 2011; Douglas, 2006).

Figura 2.4 Células da Glia

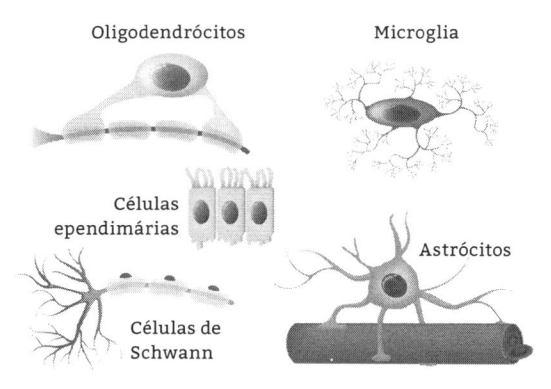

Oligodendrócitos Microglia

Células ependimárias

Astrócitos

Células de Schwann

Designua/Shutterstock

Uma das principais funções do sistema nervoso diz respeito à recepção de estímulos e ao desencadeamento de respostas a esses estímulos. Contudo, tais informações chegam ao sistema nervoso por meio das experiências sensoriais captadas pelos órgãos sensoriais – a nossa janela com o mundo exterior. Esses órgãos possuem receptores sensoriais para visão, audição, tato, paladar e olfato. Assim, a experiência sensorial pode ficar armazenada no córtex cerebral e causar reações fisiológicas imediatas ou ficar retida na forma de memória. Por exemplo, uma experiência sensorial vivida ao pedalar em uma bicicleta quando adolescente pode ficar armazenada no córtex na forma de memória (Figura 2.5) e ser resgatada depois de anos (mesmo que não tenha praticado esse exercício, o indivíduo em questão saberá como andar de bicicleta).

Talvez essa lembrança não lhe acarrete tamanha destreza, mas a memória sensorial da experiência vivida existe e pode ser resgatada através de potenciais de ação e de sinapses que ocorrerão nos neurônios, na integração dos córtex cerebrais (Hall, 2017; Maurer, 2014; Mourão Júnior, 2011; Douglas, 2006).

Figura 2.5 Sentidos *versus* experiência sensorial

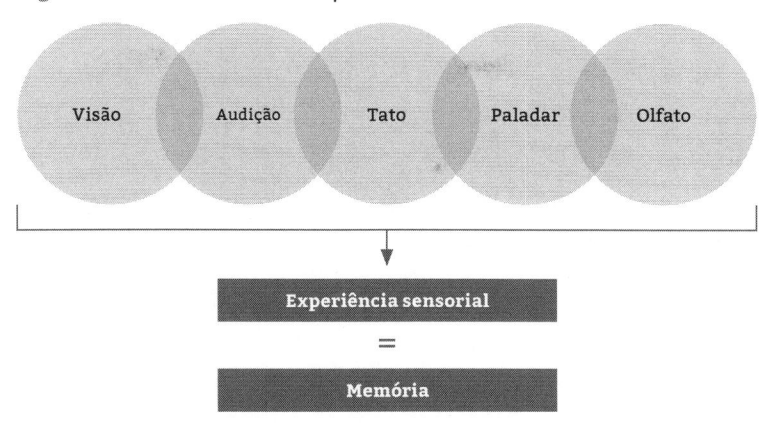

Visão — Audição — Tato — Paladar — Olfato

↓

Experiência sensorial

=

Memória

O papel final do sistema nervoso é promover o controle total das atividades corporais, por exemplo: a contração dos músculos esqueléticos e de músculos lisos e órgãos internos, além da secreção de glândulas. Tanto os músculos como as glândulas do corpo são classificados como efetores, pois produzem respostas ante as ordens emanadas pelo sistema nervoso. Porém, o processamento das informações depende de um mecanismo chamado de *função integradora* do sistema nervoso. Esse processo integra diferentes áreas do córtex cerebral para processar informações e desencadear respostas motoras apropriadas; no entanto, 99% das informações sensoriais que chegam ao córtex cerebral são descartadas e consideradas irrelevantes (Hall, 2017; Maurer, 2014; Mourão Júnior; Abramov, 2011; Douglas, 2006).

Por exemplo, em uma partida de futebol, o jogador está tão concentrado que em alguns momentos não consegue sequer perceber os gritos da torcida. Isso não quer dizer, evidentemente, que ele esteja surdo, mas esse estímulo sonoro é simplesmente irrelevante, pois a maior parte de sua atenção está voltada ao jogo. Ou seja, quando uma informação é extremamente importante, ela excita a mente, e as conexões neurológicas são canalizadas para regiões integradoras e motoras apropriadas do cérebro, causando assim uma resposta desejada. Todavia, todos esses mecanismos só são possíveis graças às sinapses realizadas no processamento das informações (Hall, 2017; Maurer, 2014; Mourão Júnior; Abramov, 2011; Douglas, 2006).

Mas o que é uma sinapse? Ela representa o ponto de junção, isto é, o espaço existente entre dois neurônios. Em uma definição ainda mais precisa, uma sinapse representa o espaço que existe entre os axônios de um neurônio e o dendrito de outro neurônio, ou seja, é o local onde ocorre a transmissão do sinal – a transmissão da informação (Figura 2.6).

Figura 2.6 Sinapse

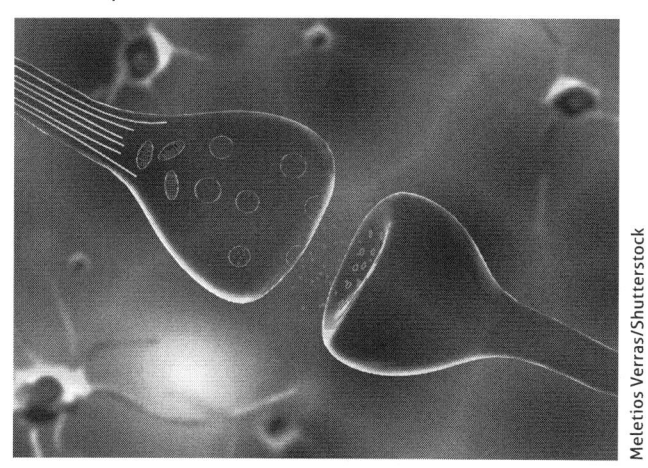

Meletios Verras/Shutterstock

Os sinais podem ser facilitatórios ou inibitórios, a depender do estímulo e do neurotransmissor deflagrado (Hall, 2017; Maurer, 2014; Mourão Júnior; Abramov, 2011; Douglas, 2006).

2.2 Mecanismo fisiológico da propagação da informação: sinapse

As sinapses ocorrem por meio da propagação de potenciais de ação que percorrem o neurônio através de um estímulo ou de um impulso nervoso deflagrado em resposta a um estímulo sensorial em alguma área do encéfalo. Elas podem ser bloqueadas na sua transmissão de um neurônio para outro, bem como o impulso único pode ser alterado para impulsos repetitivos ou ser integrado a outros impulsos a partir de outros neurônios. Existem dois tipos de sinapses em nosso sistema nervoso: as sinapses químicas e as sinapses elétricas (Hall, 2017; Maurer, 2014; Mourão Júnior; Abramov, 2011; Douglas, 2006).

As sinapses químicas representam a maior parte e ocorrem por meio da presença de neurotransmissores excitatórios ou inibitórios. Mais de 40 substâncias agem como transmissores de sinais pelas sinapses químicas, como: acetilcolina (que age na contração do músculo esquelético), norepinefrina, serotonina e glutamato (Figura 2.7) (Hall, 2017; Maurer, 2014; Mourão Júnior; Abramov, 2011; Douglas, 2006).

Figura 2.7 Sinapses químicas

Estrutura típica de uma sinapse química

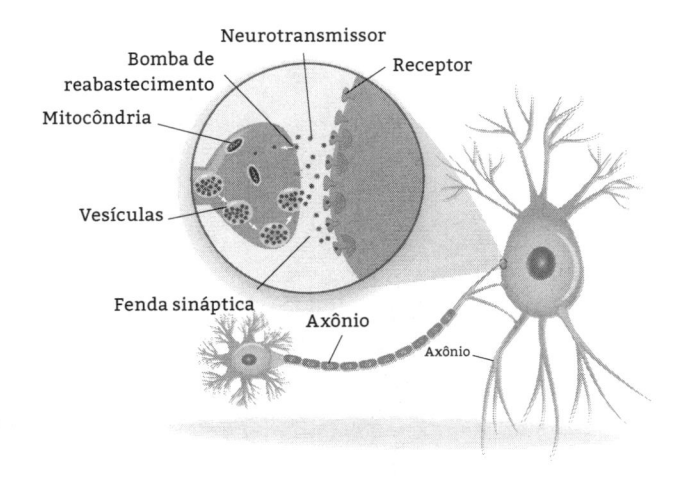

Por outro lado, as sinapses elétricas não utilizam os neurotransmissores para a propagação da informação. Elas possuem canais abertos de líquidos que conduzem a eletricidade de uma célula para a próxima, em um mecanismo que também é conhecido como *junções abertas*, o qual proporciona o livre movimento de íons (Figura 2.8) (Hall, 2017; Maurer, 2014; Mourão Júnior; Abramov, 2011; Douglas, 2006).

Figura 2.8 Sinapse elétrica

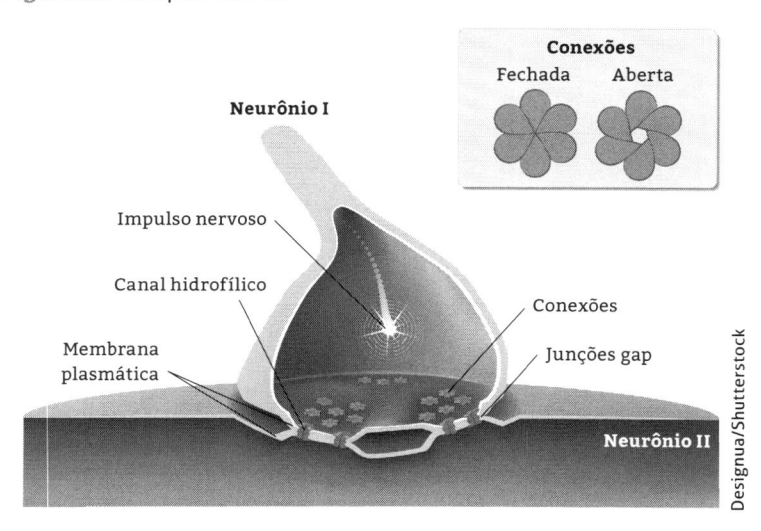

As transmissões realizadas por meio das sinapses químicas ocorrem em uma única direção, sempre indo do neurônio pré-sináptico para o neurônio pós-sináptico. A membrana celular do neurônio contém grande número de canais de Ca^{++} controlados por voltagem. Quando um potencial de ação é deflagrado, ele despolariza a terminação e abre os canais de Ca^{++}, que fluem livremente para dentro da terminação do axônio, indo em direção às vesículas que contêm os neurotransmissores; em seguida, os íons Ca^{++} se fixam aos sítios de liberação e as vesículas com os neurotransmissores se abrem na membrana do axônio por exocitose, liberando seu conteúdo na fenda sináptica (espaço entre os neurônios). Cada vesícula de neurotransmissor apresenta mais de 2 mil moléculas de cada substância química recrutada (Figura 2.9) (Hall, 2017; Maurer, 2014; Mourão Júnior; Abramov, 2011; Douglas, 2006).

Figura 2.9 Transmissão do potencial de ação na sinapse química

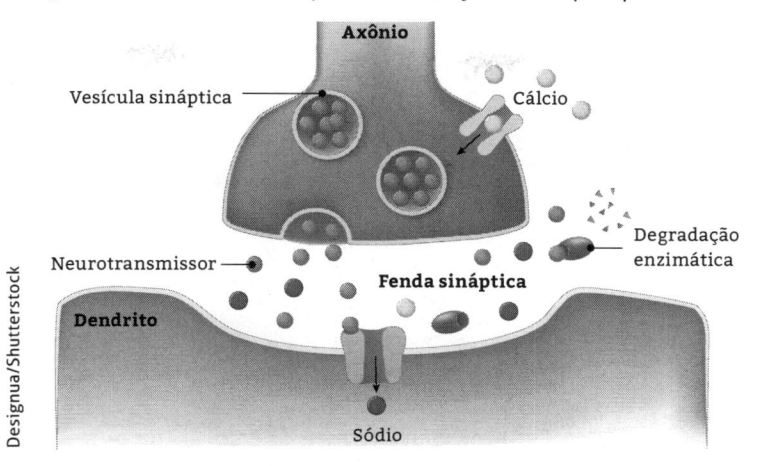

O neurônio pós-sináptico possui um grande número de proteínas receptoras na membrana do dendrito, com a principal função de componente de fixação, ou seja, fixação da molécula do neurotransmissor e ativação do componente ionóforo – o canal iônico ativador do segundo mensageiro (proteína G) que estimula substâncias dentro do neurônio pós-sináptico. Canais catiônicos podem ser acionados com cargas negativas, promovendo a entrada dos íons Na⁺, propagando a liberação de um neurotransmissor excitatório, também conhecido como *potencial pós-sináptico excitatório* (PPSE). Ainda, canais aniônicos podem ser acionados promovendo a entrada dos íons Cl⁻ e propagando a liberação de um neurotransmissor inibitório, ou seja, o potencial pós-sináptico inibitório (PPSI). A ativação da propagação excitatória ou inibitória pode ser prolongada pelo acionamento do segundo mensageiro no neurônio pós-sináptico (Figura 2.10) (Hall, 2017; Maurer, 2014; Mourão Júnior; Abramov, 2011; Douglas, 2006).

Figura 2.10 Potencial pós-sináptico inibitório e excitatório

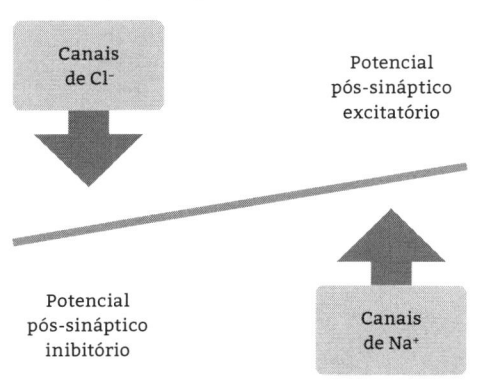

- Canais de Cl⁻
- Potencial pós-sináptico excitatório
- Potencial pós-sináptico inibitório
- Canais de Na⁺

As vesículas contendo neurotransmissores podem ser reconstituídas através da síntese ou do armazenamento de novas substâncias dentro de uma nova vesícula, por meio do auxílio de proteínas enzimáticas ou de proteínas transportadoras. Essa reciclagem ocorre na membrana do próprio axônio, após a vesícula se fundir à membrana, liberando o neurotransmissor e, na sequência, reconstituir-se pelo processo de invaginação, dando origem a uma nova vesícula e à síntese de novos neurotransmissores (Hall, 2017; Maurer, 2014; Mourão Júnior; Abramov, 2011; Douglas, 2006).

Quando estímulos excitatórios são deflagrados constantemente em determinadas regiões do sistema nervoso, ocorre o que se entende por *fadiga da transmissão sináptica* – ou seja, a capacidade de formação/síntese de um novo neurotransmissor e a propagação de um potencial de ação diminuem. Isso acontece em virtude da exaustão total ou parcial dos estoques de neurotransmissores nos terminais pré-sinápticos dos neurônios, quando áreas do SNC são superexcitadas, deflagrando um dos mecanismos de controle/protetor mais conhecido como *convulsão epiléptica* (Hall, 2017; Maurer, 2014; Mourão Júnior; Abramov, 2011; Douglas, 2006).

2.3 Neurotransmissores

Existem, em média, 50 substâncias químicas que funcionam como neurotransmissores, as quais podem ser divididas em dois grupos: neurotransmissores com moléculas pequenas de ação rápida e neurotransmissores peptídicos de ação lenta, ou *fatores de crescimento* (Figura 2.11). Os neurotransmissores com moléculas pequenas de ação rápida agem propagando respostas agudas do sistema nervoso – por exemplo, os órgãos dos sentidos captam informações e enviam ao córtex cerebral, que processa a informação e manda sinais motores para os músculos ante os estímulos recebidos. Por sua vez, os neurotransmissores peptídicos de ação lenta, ou *fatores de crescimento*, funcionam acionando mecanismos fisiológicos a longo prazo, dependendo do número de receptores neuronais, além de promoverem a abertura e o fechamento de certos canais iônicos (Hall, 2017; Maurer, 2014; Mourão Júnior; Abramov, 2011; Douglas, 2006).

Figura 2.11 Classificação dos neurotransmissores

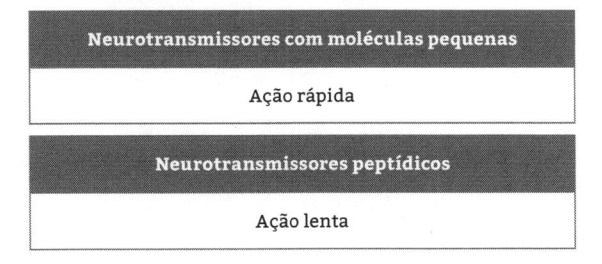

Neurotransmissores com moléculas pequenas
Ação rápida

Neurotransmissores peptídicos
Ação lenta

A síntese/formação de neurotransmissores de moléculas pequenas e ação rápida ocorre dentro do terminal do axônio pré-sináptico, ou seja, em seu citosol. Após a sua formação, eles são direcionados para dentro da vesícula sináptica via transporte ativo; porém, sempre que um potencial de ação é deflagrado e chega ao terminal pré-sináptico, as vesículas contento o neurotransmissor são liberadas na fenda sináptica, para que ocorra a propagação de um novo potencial de ação (Hall, 2017; Maurer, 2014; Mourão Júnior; Abramov, 2011; Douglas, 2006).

Com relação aos neurotransmissores, eles podem ser classificados em excitatórios e inibitórios (Figura 2.12). O PPSE possui a capacidade de despolarizar a célula pós-sináptica, aproximando-a da deflagração de um potencial de ação por meio da abertura dos canais permeáveis a Na^+ e K^+. Os principais neurotransmissores excitatórios são a acetilcolina, a epinefrina, a dopamina, o glutamato e a serotonina. Por outro lado, os PPSI se referem a impulsos capazes de hiperpolarizar a célula pós-sináptica, afastando-a do limiar para a deflagração de um potencial de ação, o que acontece por meio da abertura dos canais de Cl^-. Os principais neurotransmissores inibitórios são o ácido Y-aminobutírico (GABA) e a glicina (Hall, 2017; Maurer, 2014; Mourão Júnior; Abramov, 2011; Douglas, 2006).

Figura 2.12 Neurotransmissores

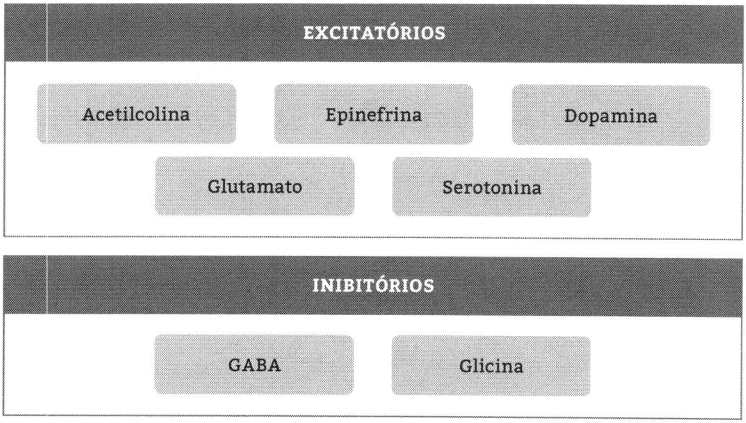

EXCITATÓRIOS
Acetilcolina — Epinefrina — Dopamina
Glutamato — Serotonina

INIBITÓRIOS
GABA — Glicina

Alguns dos neurotransmissores de moléculas pequenas apresentam características importantes. Por exemplo, a acetilcolina é secretada por neurônios em diversas áreas do sistema nervoso, agindo no córtex motor. Em neurônios motores, por meio da ativação da contração do músculo esquelético, a acetilcolina possui efeito excitatório. Já a norepinefrina secretada por neurônios que estão localizados no tronco cerebral e no hipotálamo possui ação tanto excitatória quanto inibitória, agindo diretamente no *locus ceruleus* localizado na ponte, sobre o mecanismo de vigília. Por sua vez, a dopamina atua na região dos gânglios da base e possui efeito inibitório; suas funções estão vinculadas à função motora, à personalidade e aos pensamentos, e a alteração em sua concentração pode desencadear a Doença de Parkinson. Além disso, outro neurotransmissor, o GABA, age em mecanismos inibitórios em diversas áreas do córtex cerebral, sendo que concentrações anormais podem provocar epilepsia e ansiedade.

Mecanismos fisiológicos importantes, como o controle do humor, o sono, o apetite e o sexo, são influenciados pela serotonina em sua ação no tronco cerebral e no hipotálamo. Por isso, alterações significativas em suas concentrações podem estar relacionadas ao desencadeamento da depressão e de alterações alimentares (Hall, 2017; Maurer, 2014; Mourão Júnior; Abramov, 2011; Douglas, 2006).

Os mecanismos fisiológicos de ação lenta são deflagrados por neuropeptídios, um grupo diferente de neurotransmissores (Hall, 2017; Maurer, 2014; Mourão Júnior; Abramov, 2011; Douglas, 2006). Sua síntese ocorre no corpo celular do neurônio, via ribossomos, por meio de partes integrais de grandes moléculas proteicas. A proteína formadora dos neuropeptídeos é clivada por ação enzimática em pequenos fragmentos, dando origem ao próprio neuropeptídeo ou a seu precursor. Na sequência dos ribossomos, eles são direcionados para o complexo golgiense, onde são empacotados em pequenas vesículas e liberados no citoplasma do neurônio. Essas vesículas são lentamente transportadas até as terminações da fibra nervosa pelo fluxo axonal e liberam seu conteúdo nos terminais neuronais, em resposta à deflagração de potenciais de ação. Após esse processo, as vesículas sofrem autólise, ou seja, são degradadas e não reutilizadas. Porém, embora os neuropeptídeos sejam de ação lenta, sua ação fisiológica é mais prolongada, a exemplo da ação dos hormônios liberadores hipotalâmicos e dos hormônios adrenocorticotróficos (ACTH) (Hall, 2017; Maurer, 2014; Mourão Júnior; Abramov, 2011; Douglas, 2006).

2.4 Sistema nervoso autônomo e somático

O conjunto dos 12 pares de nervos cranianos e 31 pares de nervos raquidianos formam o SNP, responsável por conduzir informações processadas no SNC para órgãos e tecidos via nervos motores (também chamados de *eferentes*), bem como por levar a informação da periferia do corpo até o SNC através dos nervos sensoriais (também denominados *aferentes*). Existe ainda um conjunto de nervos mistos capazes de conduzir tanto a informação sensorial quanto a informação motora (Figura 2.13) (Hall, 2017; Maurer, 2014; Mourão Júnior; Abramov, 2011; Douglas, 2006).

Figura 2.13 Sistema nervoso periférico

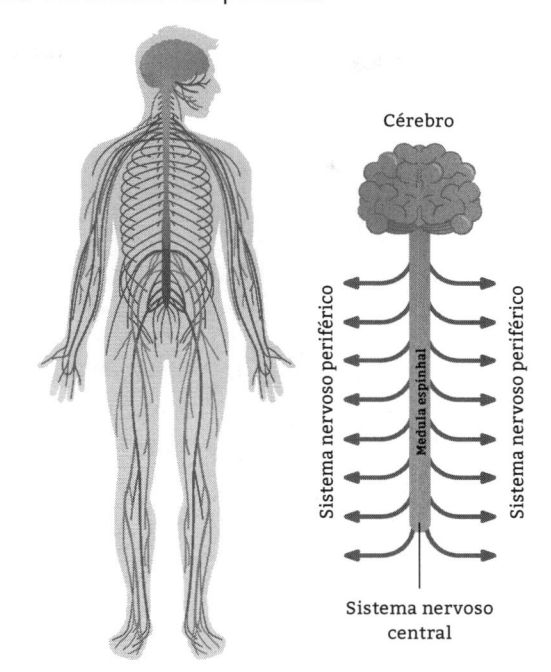

Cérebro
Sistema nervoso periférico
Medula espinhal
Sistema nervoso periférico
Sistema nervoso central

VectorMine/Shutterstock

O SNP é dividido em duas grandes porções: o sistema nervoso somático (SNS), ou *voluntário*, responsável pela contração dos músculos esqueléticos, e o sistema nervoso autônomo (SNA), que controla as ações involuntária no corpo, isto é, para as quais não precisamos emanar ordens conscientes (Figura 2.14) – por exemplo, contração da musculatura lisa dos órgãos viscerais, a musculatura cardíaca etc. Imagine se você precisasse mandar seu coração bater a cada segundo... Chegaria um momento em que você se esqueceria de realizar tal atividade e, provavelmente, morreria. Isso, no entanto, não acontece por conta da ação do SNA (Hall, 2017; Maurer, 2014; Mourão Júnior; Abramov, 2011; Douglas, 2006).

Figura 2.14 Divisão do sistema nervoso periférico

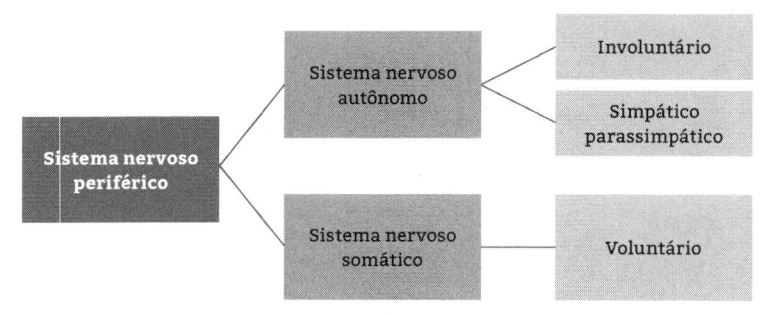

```
Sistema nervoso periférico
├── Sistema nervoso autônomo
│   ├── Involuntário
│   └── Simpático parassimpático
└── Sistema nervoso somático ── Voluntário
```

A reação a estímulos provenientes do ambiente externo fica ao encargo do SNS. Suas fibras nervosas conduzem os impulsos do SNC aos músculos esqueléticos. O corpo celular da fibra motora do SNS está localizado dentro do SNC, e seu axônio vai diretamente do encéfalo ou da medula espinal até o músculo que ela inerva, acionando sua contração e resposta ao estímulo recebido. Em contrapartida, o SNA possui a função de regular o ambiente interno, ou seja, a homeostase do corpo, controlando as atividades dos sistemas em geral, como o cardiovascular, o respiratório e o gastrintestinal. A propagação da informação no SNA ocorre por meio dos neurônios denominados *pré-ganglionares* e *pós-ganglionares*, por exemplo, nos intestinos. É como se a via de propagação da informação realizasse um ponto de conexão: o gânglio. A Figura 2.15, a seguir, ilustra o trajeto da fibra nervosa tanto no SNS como no SNA (Hall, 2017; Maurer, 2014; Mourão Júnior; Abramov, 2011; Douglas, 2006).

Figura 2.15 Trajeto da fibra nervosa: SNS e SNA

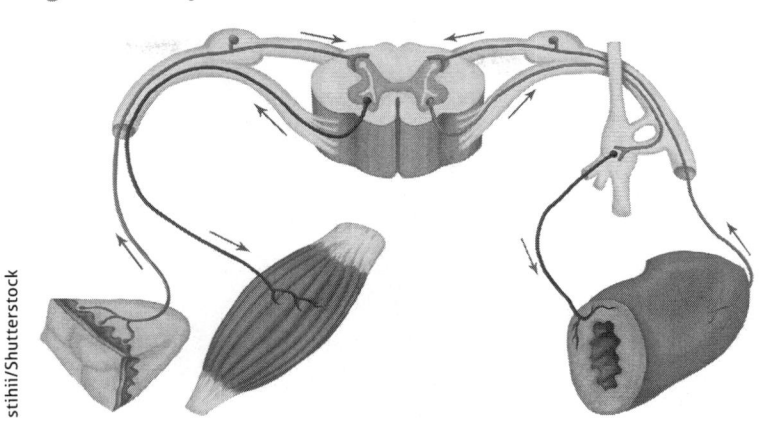

O SNA se divide em sistema nervoso simpático e sistema nervoso parassimpático (Figura 2.16). Ambos possuem ações antagônicas, ou seja, o sistema simpático estimula ações que estão envolvidas com o estresse, como o aumento dos batimentos cardíacos, a elevação da pressão arterial e o aumento da taxa metabólica corporal. Por sua vez, o sistema parassimpático está relacionado a mecanismos relaxantes, como a redução dos batimentos cardíacos e a diminuição da pressão arterial (Hall, 2017; Maurer, 2014; Mourão Júnior; Abramov, 2011; Douglas, 2006).

Figura 2.16 Sistema nervoso simpático e parassimpático

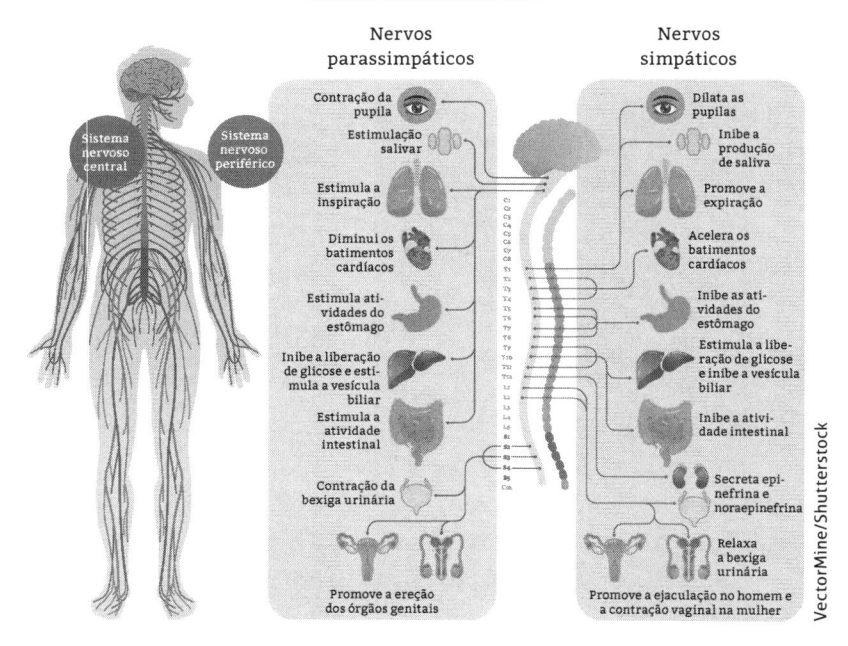

A principal diferença entre esses dois sistemas está nas fibras pós-ganglionares, graças à liberação de diferentes neurotransmissores. O sistema nervoso simpático libera na fenda sináptica o neurotransmissor chamado de *noradrenalina* – por isso, esses transmissores são chamados de *fibras adrenérgicas*, ou seja, fibras que carreiam o neurotransmissor adrenalina. Por outro lado, o sistema nervoso parassimpático libera os neurotransmissores acetilcolina, sendo estes chamados de *fibras colinérgicas*, ou seja, fibras que carreiam o neurotransmissor acetilcolina (Hall, 2017; Maurer, 2014; Mourão Júnior; Abramov, 2011; Douglas, 2006).

2.5 Sistemas sensoriais, aprendizado e memória

O funcionamento do SNC só se faz possível diante dos estímulos recebidos do sistema sensorial. Esse mecanismo de informação faz parte das funções integrativas do sistema nervoso (Figura 2.17). Para exemplificar a importância de todos os processos envolvidos com esses sistemas, imagine-se sem seus órgãos do sentido: Como você processaria as informações oriundas do ambiente a sua volta? Só conseguimos nos tornar parte do ambiente em que vivemos em virtude das informações sensoriais destinadas às diferentes áreas do córtex cerebral, através dos órgãos dos sentidos (Hall, 2017; Maurer, 2014; Mourão Júnior; Abramov, 2011; Douglas, 2006).

Figura 2.17 Funções integrativas

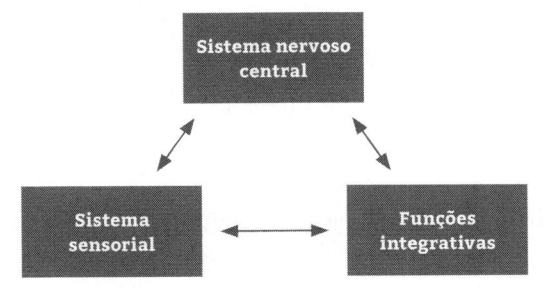

```
            Sistema nervoso
                central
              ↙        ↘
    Sistema              Funções
    sensorial  ←——→      integrativas
```

Por meio da visão, os raios luminosos atravessam a córnea, o cristalino, o humor aquoso e o humor vítreo e atingem a retina, órgão no qual se encontram células fotorreceptoras (cones e bastonetes). Na sequência, a imagem captada segue seu caminho via nervo óptico, o qual conduz os impulsos nervosos para o centro da visão, no cérebro, que o interpreta e permite ver os objetos nas posições em que realmente se encontram. Todo esse processo que configura a capacidade de vermos e compreendermos o que estamos vendo está descrito na Figura 2.18 (Hall, 2017; Maurer, 2014; Mourão Júnior; Abramov, 2011; Douglas, 2006).

Figura 2.18 Mecanismo da visão

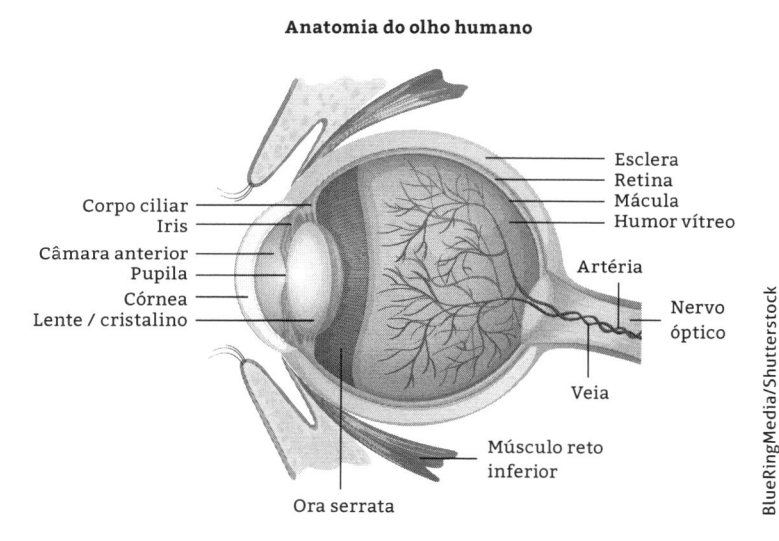

Anatomia do olho humano

- Corpo ciliar
- Iris
- Câmara anterior
- Pupila
- Córnea
- Lente / cristalino
- Esclera
- Retina
- Mácula
- Humor vítreo
- Artéria
- Nervo óptico
- Veia
- Músculo reto inferior
- Ora serrata

BlueRingMedia/Shutterstock

A propagação do mecanismo fisiológico da audição e sua transdução no córtex cerebral é um dos processos fisiológicos mais fascinantes do organismo humano. Seu início ocorre na captação da energia sonora e, em seguida, em sua conversão em energias mecânica, hidráulica e elétrica. Vale a pena lembrar que dentro do ouvido médio estão localizados os três menores ossos do corpo humano: martelo, bigorna e estribo. A acuidade auditiva se dá pelo som passando pelo canal auditivo, bem como pela membrana timpânica, martelo, bigorna, estribo, janela oval, cóclea e nervo coclear. A informação auditiva é percebida no córtex auditivo primário. O mecanismo referente ao processo que possibilita a audição está apresentado na Figura 2.19 (Hall, 2017; Maurer, 2014; Mourão Júnior; Abramov, 2011; Douglas, 2006).

Figura 2.19 Mecanismo da audição

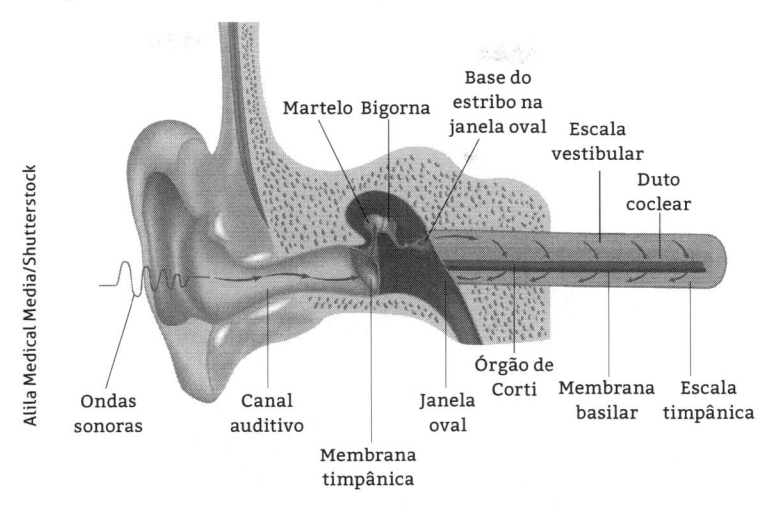

Legendas da figura: Martelo, Bigorna, Base do estribo na janela oval, Escala vestibular, Duto coclear, Ondas sonoras, Canal auditivo, Membrana timpânica, Janela oval, Órgão de Corti, Membrana basilar, Escala timpânica.

O tálamo é uma região do sistema nervoso que integra todas as informações sensoriais. Ele funciona como uma antena retransmissora de sinal para o córtex cerebral. Todos os sinais sensoriais passam pelo tálamo, com exceção do olfato, que é constituído por neurônios genuínos, com receptores próprios que penetram direto no SNC e são direcionados para o córtex cerebral, sem fazer conexão no tálamo.

Sob essa ótica, o olfato é desencadeado quando moléculas odoríferas ficam impregnadas na camada de muco existente na região superior das conchas nasais. Nessa localidade, estão presentes os cílios olfatórios, isto é, células olfatórias que enviam a propagação da informação para o bulbo olfatório, que a direciona para o trato olfatório. Este, por sua vez, encaminha a informação para ser devidamente processada no córtex cerebral nas áreas olfatórias laterais e médias. A esse respeito, devemos ter em mente que o olfato é um dos órgãos dos sentidos, sendo capaz de acionar o mecanismo de memória por meio da memória olfativa. A seguir, a Figura 2.20 ilustra o mecanismo referente ao olfato (Hall, 2017; Maurer, 2014; Mourão Júnior; Abramov, 2011; Douglas, 2006).

Figura 2.20 Mecanismo do olfato

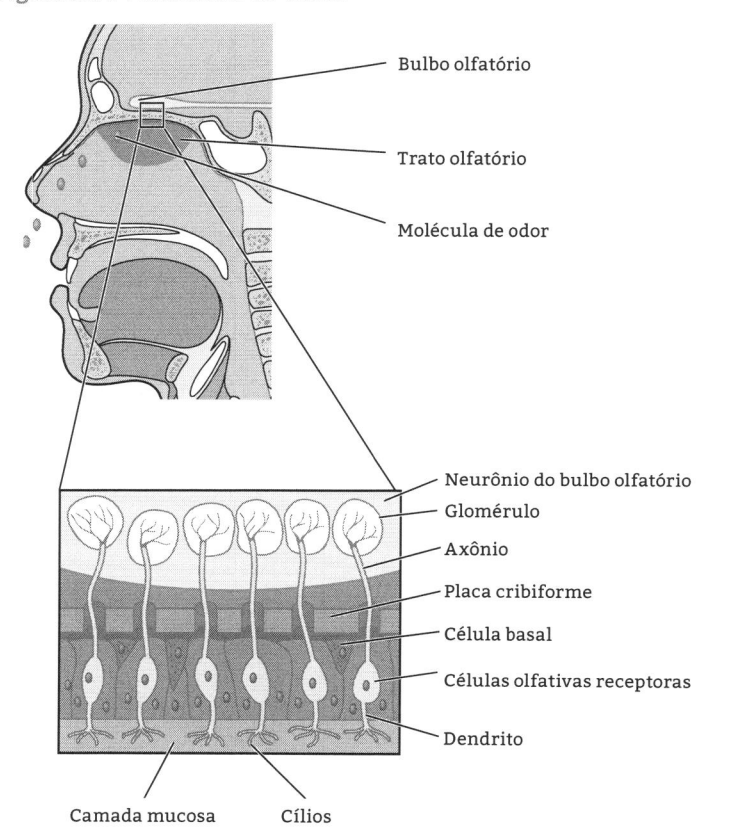

- Bulbo olfatório
- Trato olfatório
- Molécula de odor
- Neurônio do bulbo olfatório
- Glomérulo
- Axônio
- Placa cribiforme
- Célula basal
- Células olfativas receptoras
- Dendrito
- Camada mucosa
- Cílios

Blamb/Shutterstock

Quando nos referimos ao mecanismo fisiológico do paladar, devemos esclarecer que ele se limita aos principais sabores deflagrados por substâncias químicas relacionadas aos gostos doce, salgado, azedo, amargo e umami (L-glutamato). O resto das percepções – como "gosto de morango", por exemplo – não existe (nesse caso, classificamos como "aroma de morango", isto é, um cheiro).

As percepções oriundas da gustação são relacionadas pelos sabores já mencionados ou por sua junção. Quando estamos com um resfriado, isso fica mais evidente, pois costumamos identificar que determinada comida está "sem sabor". Na realidade, o sabor (salgado, doce, azedo etc.) pode ser sentido, mas não o aroma do alimento. Então, em uma situação dessa natureza, o correto é se referir a "aroma de laranja", "aroma de limão", "aroma de manga", entre outros alimentos.

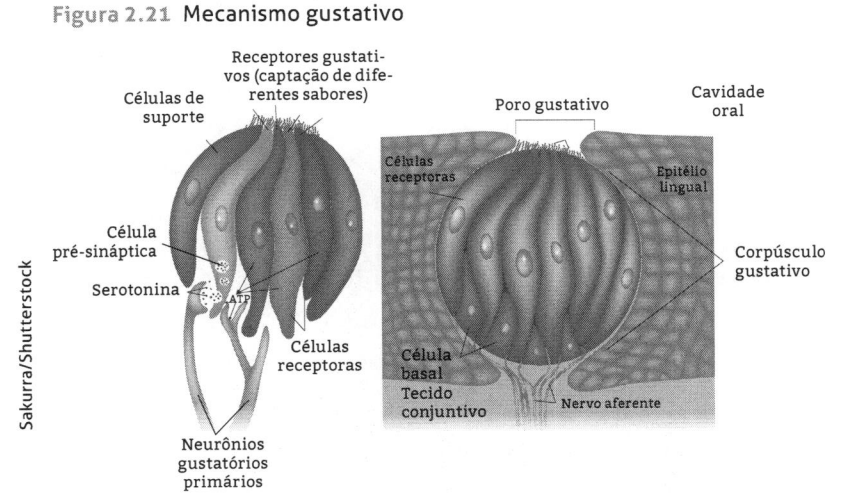

Na superfície da língua, há diversos tipos de papilas gustativas, as quais dizem respeito às estruturas que ativam o botão gustatório, a estrutura responsável pela propagação do sabor que percorre as fibras nervosas através dos nervos cranianos VII, IX e X. A informação referente ao sabor também passa pela área gustatória do trato solitário, no bulbo, e é direcionada ao tálamo, até chegar ao córtex gustatório. Não existe mais uma área específica de predileção gustativa, como se imaginava antigamente – por exemplo, a ponta da língua seria responsável pela captação do sabor doce. Dito isso, todas as regiões da língua são capazes de realizar a percepção do sabor doce, contudo, a ponta da língua possui uma quantidade maior de receptores para esse sabor. O mecanismo gustativo recém-abordado está ilustrado na Figura 2.21, a seguir (Hall, 2017; Maurer, 2014; Mourão Júnior; Abramov, 2011; Douglas, 2006).

Figura 2.21 Mecanismo gustativo

A pele humana é considerada o maior órgão do corpo e possui uma diversidade de terminações nervosas, capazes de captar diferentes tipos de estímulos. Por essa razão, é considerada o maior órgão sensorial do organismo humano. Suas terminações nervosas, inclusive, podem discriminar um pequeno ponto em relevo em uma folha de papel – como ocorre na leitura em Braille (sistema de leitura para deficientes visuais). Essas terminações nervosas, ou *receptores cutâneos de superfície*, são especializadas na captação de estímulos muito específicos, conforme exposto no Quadro 2.1 (Hall, 2017; Maurer, 2014; Mourão Júnior; Abramov, 2011; Douglas, 2006).

Quadro 2.1 Receptores do tato

Receptores de superfície	Sensação percebida
Receptores de Krause	Frio
Receptores de Ruffini	Calor
Discos de Merkel	Tato e pressão
Receptores de Vater-Pacini	Pressão
Receptores de Meissner	Tato
Terminações nervosas livres	Dor

Cada tipo de receptor é sensível a um estímulo para o qual ele é especializado. Ao mesmo tempo, é praticamente insensível a outros tipos de estímulos sensoriais. Porém, vale lembrar que, quando um estímulo ultrapassa sua capacidade de percepção e suporte, ele é convertido em estímulo doloroso. Por exemplo, a temperatura da água sobre a pele em 27 °C é agradável, mas quando ela é elevada para algo perto de 40 °C, passa a acionar as terminações nervosas livres, deflagrando o estímulo doloroso.

Cada um dos principais tipos de sensibilidade que podemos experimentar (ou seja, cada modalidade de sensação) termina em uma área específica do encéfalo, no córtex cerebral. Isso equivale a dizer que o tipo de sensação percebida depende da área estimulada no córtex cerebral ante a resposta sensorial recebida (Figura 2.22) (Hall, 2017; Maurer, 2014; Mourão Júnior; Abramov, 2011; Douglas, 2006).

Figura 2.22 Receptores sensoriais da pele

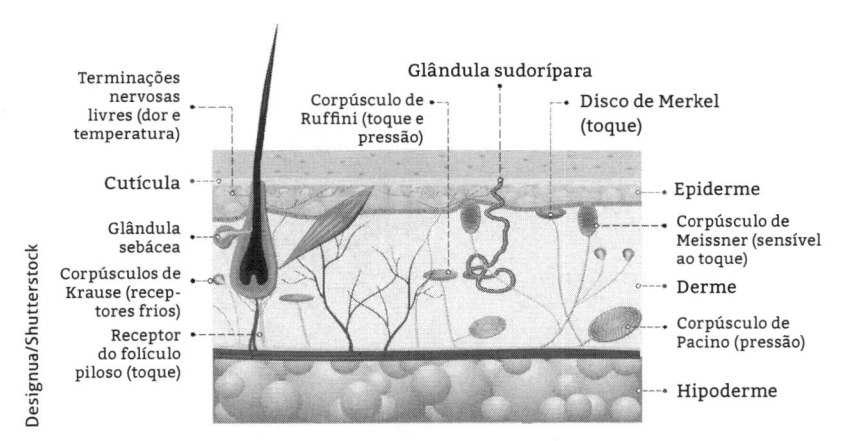

- Terminações nervosas livres (dor e temperatura)
- Corpúsculo de Ruffini (toque e pressão)
- Glândula sudorípara
- Disco de Merkel (toque)
- Cutícula
- Epiderme
- Glândula sebácea
- Corpúsculo de Meissner (sensível ao toque)
- Corpúsculos de Krause (receptores frios)
- Derme
- Receptor do folículo piloso (toque)
- Corpúsculo de Pacino (pressão)
- Hipoderme

Designua/Shutterstock

2.5.1 Aprendizado e memória

No córtex cerebral ocorrem todas as funções intelectuais do cérebro, como o aprendizado e a memória. Assim, todas as áreas do córtex cerebral têm extensas conexões eferentes e aferentes, com estruturas profundas do cérebro que fazem a direção dos sinais sensoriais para serem interpretados, como é o caso do tálamo.

O córtex cerebral é divido em lobos, sendo que cada um deles é subdivido em sulcos e giros, e é nessas estruturas que encontramos regiões específicas relacionadas ao aprendizado, à memória e às funções integrativas do SNC, conforme exposto na Figura 2.23 (Hall, 2017; Maurer, 2014; Mourão Júnior; Abramov, 2011; Douglas, 2006).

Figura 2.23 Lobos cerebrais

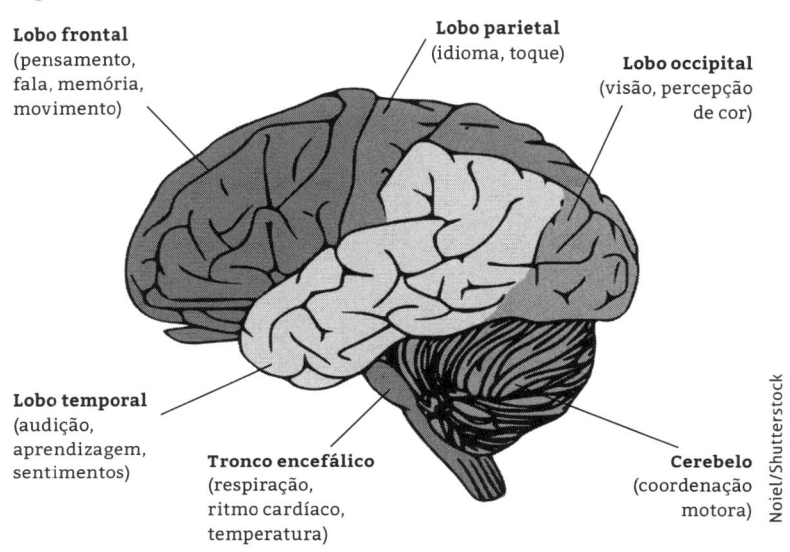

Lobo frontal
(pensamento, fala, memória, movimento)

Lobo parietal
(idioma, toque)

Lobo occipital
(visão, percepção de cor)

Lobo temporal
(audição, aprendizagem, sentimentos)

Tronco encefálico
(respiração, ritmo cardíaco, temperatura)

Cerebelo
(coordenação motora)

Noiel/Shutterstock

A área associativa parieto-occipitotemporal envolve o córtex somatossensorial, o córtex visual e o córtex auditivo e fornece um alto grau de interpretação para os sinais sensoriais. As informações visuais, auditivas e das adjacências corporais em relação ao espaço em volta são associadas às coordenadas espaciais do corpo. Nessa perspectiva, uma das áreas mais importantes a ser evidenciada por alunos de licenciatura diz respeito à área do córtex cerebral relacionada às funções intelectuais baseadas na compreensão da linguagem, também conhecida como *Área de Wernicke*, localizada atrás do córtex auditivo primário. Ela é a área que realiza o processamento inicial da linguagem visual, ou seja, a leitura. A região anterolateral do lobo occipital, também conhecida como *giro angular*, é responsável por dar significado às palavras percebidas visualmente. Vale lembrar que os nomes (substantivos) são essenciais para a compreensão; por isso, há grande necessidade na associação entre as linguagens visual e auditiva (Figura 2.24) (Hall, 2017; Maurer, 2014; Mourão Júnior, 2011; Douglas, 2006).

Figura 2.24 Áreas funcionais do córtex cerebral

Córtex somatossensorial, Córtex motor primário, Giro angular, Área de Broca, Córtex auditivo primário, Córtex visual primário, Área de Wernicke

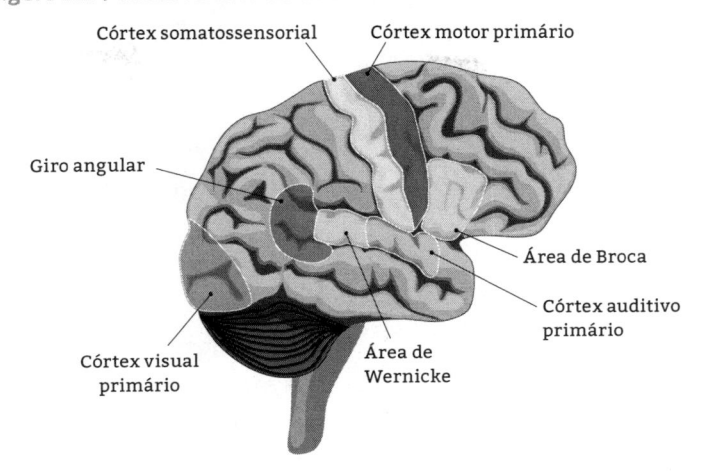

A área associativa pré-frontal está relacionada ao córtex motor no planejamento de movimentos complexos e na sequência de movimentos. Também é essencial para os processos mentais da razão, de elaboração de pensamentos e de armazenamento a curto prazo de memórias. Além disso, extremamente importante no córtex frontal é a Área de Broca, vinculada à formação das palavras (Figura 2.25) (Hall, 2017; Maurer, 2014; Mourão Júnior; Abramov, 2011; Douglas, 2006).

Figura 2.25 Área de Wernicke e Área de Broca

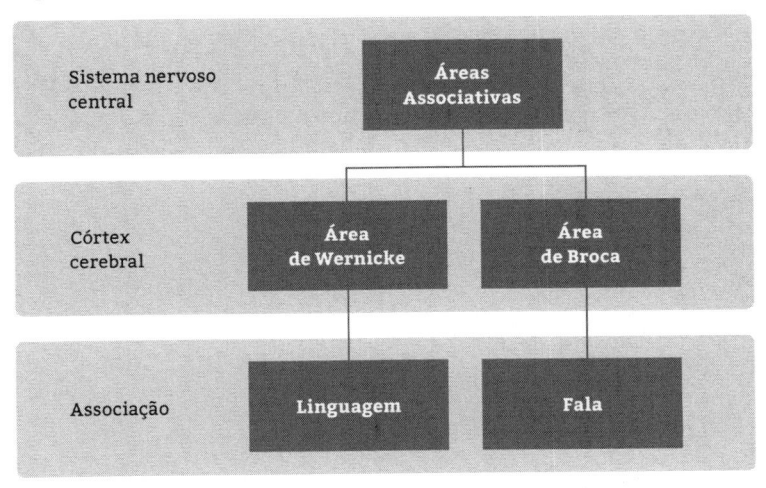

Sistema nervoso central	Áreas Associativas	
Córtex cerebral	Área de Wernicke	Área de Broca
Associação	Linguagem	Fala

A área associativa límbica está relacionada às múltiplas facetas do comportamento humano. Sob esse aspecto, quando falamos em aprendizado e memória, devemos esclarecer que esses dois processos só ocorrerão se o indivíduo tiver vivenciado experiências sensoriais. Um exemplo claro disso diz respeito a quando alunos relatam que não lembram de determinados assuntos presentes nas questões de uma prova, porém,quando os questionamos, mencionam que não estudaram para o teste. Então, como eles poderiam recordar as temáticas apresentadas na prova sem terem realizado "experiências sensoriais" a respeito dos conteúdos? Isso ocorre porque não utilizaram seus órgãos dos sentidos, ou seja, não leram, talvez nem tenham escutado, tampouco promoveram correlações associativas corticais (Hall, 2017; Maurer, 2014; Mourão Júnior; Abramov, 2011; Douglas, 2006).

Assim, as experiências sensoriais enviadas ao nosso encéfalo através dos órgãos relacionados aos sentidos são fundamentais para a construção de processos cognitivos e o armazenamento da memória, para seu uso futuro sob a forma de pensamentos. Sob essa ótica, as memórias são classificadas em: de curto prazo, que duram entre poucos segundos a minutos; de prazo intermediário, as quais duram dias ou semanas; e de longo prazo, que perduram por muitos anos ou, até mesmo, uma vida inteira.

Ainda, as memórias são classificadas segundo o tipo de informação armazenada e a natureza da experiência sensorial vivenciada. Por exemplo, uma memória de habilidade está relacionada à associação de atividades motoras, como pedalar em uma bicicleta ou jogar tênis (Hall, 2017; Maurer, 2014; Mourão Júnior; Abramov, 2011; Douglas, 2006).

2.5.2 Mecanismos fisiológicos do sono

O sono é um dos principais mecanismos fisiológicos presentes no corpo humano e é essencial para processos restauradores do encéfalo. É classificado como um estado de inconsciência que pode ser quebrado ante estímulos sensoriais oriundos do ambiente. Uma das principais funções do sono é restaurar a homeostase corporal. A Figura 2.26, a seguir, indica quais são os dois tipos de sono existentes (Hall, 2017; Maurer, 2014; Mourão Júnior; Abramov, 2011; Douglas, 2006).

Figura 2.26 Tipos de sono

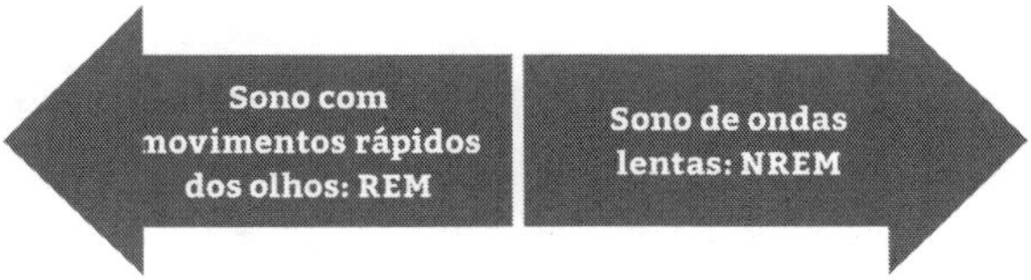

⬅ Sono com novimentos rápidos dos olhos: REM | Sono de ondas lentas: NREM ➡

Durante o processo fisiológico do sono, o indivíduo passa pelas duas fases expostas na imagem anterior: o REM não é restaurador e está associado aos sonhos de ações já vivenciadas – nessa fase, o cérebro está ativo; por sua vez, o NREM, caracterizado como a maior porção do sono, corresponde ao sono profundo e restaurador. Quanto mais cansado o indivíduo estiver, maior será o período de sono NREM. À medida que vai descansando, os episódios de sono REM se tornam mais frequentes (Hall, 2017; Maurer, 2014; Mourão Júnior; Abramov, 2011; Douglas, 2006).

O sono de ondas lentas (NREM) é extremamente relaxante e reparador. Durante essa fase, ocorre a diminuição do tônus muscular, da frequência respiratória, da pressão arterial e do metabolismo basal. Porém, uma importante questão fisiológica diz respeito ao fato de que, nesse estágio do sono, os sonhos não são consolidados em memória, ou seja, o indivíduo não lembra do que foi sonhado (Hall, 2017; Maurer, 2014; Mourão Júnior; Abramov, 2011; Douglas, 2006).

Síntese

No decorrer deste capítulo, apresentamos uma introdução sobre as características principais do sistema nervoso e comentamos sobre o neurônio como unidade funcional. Ainda, abordamos os mecanismos fisiológicos da propagação da informação através das sinapses, bem como os principais neurotransmissores excitatórios e inibitórios, além das ações do sistema nervoso autônomo e somático e dos principais mecanismos fisiológicos dos sistemas sensoriais, considerando sua relação com o aprendizado e a memória. Dessa forma, uma síntese geral das principais palavras-chave abordadas neste capítulo pode ser visualizada na Figura 2.27, a seguir:

Figura 2.27 Nuvem de palavras: síntese de neurofisiologia

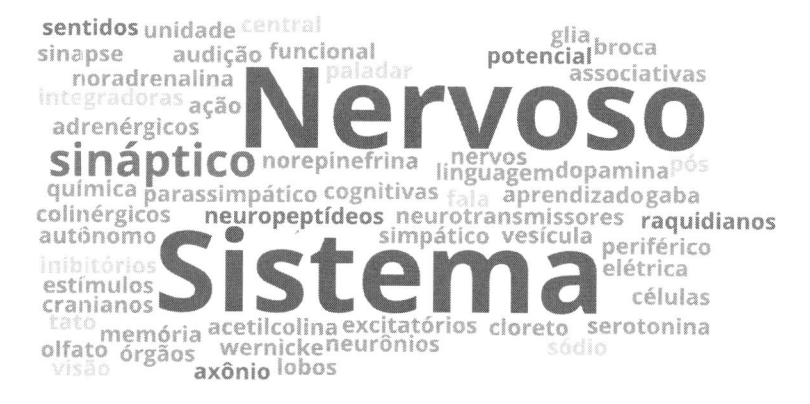

ⅲ *Indicação cultural*

Artigo

A compreensão dos mecanismos neurofisiológicos se torna mais fácil quando estes são aplicados ao contexto da prática diária. Por isso, recomendamos a leitura do artigo a seguir, que estabelece uma conexão com todos os mecanismos neurofisiológicos abordados durante este capítulo, como memória, respostas sensorial e motora e processos cognitivos. No caso do artigo, tais aspectos estão relacionados à prática esportiva.

SILVA, L. N. de O.; OLIVEIRA, M. F. de; HELENE, A. F. Cognição e esporte. **Revista da Biologia**, v. 11, n. 1, p. 43-49, 2013. Disponível em: <http://www.revistas.usp.br/revbiologia/article/view/109098/107611>. Acesso em: 28 abr. 2020.

■ *Atividades de autoavaliação*

1. A unidade funcional básica de todo o sistema nervoso são os neurônios. Ao todo, são aproximadamente 100 bilhões de neurônios, classificados como células excitáveis capazes de responder a estímulos. Sob essa ótica e com base no que estudamos neste capítulo, assinale a alternativa que responde corretamente à seguinte afirmativa: A propagação do sinal elétrico que percorre o sistema nervoso e chega nos neurônios pelos dendritos trafega

   a) pelo axônio.
   b) pela sinapse.
   c) pelo núcleo celular.
   d) pelos nodos de Ranvier.
   e) pela bainha de mielina.

2. O neurônio pós-sináptico possui um grande número de proteínas receptoras na membrana do dendrito, cuja principal função é fixar a molécula do neurotransmissor e ativar o componente ionóforo, ou seja, o canal iônico que estimula o segundo mensageiro (proteína G), responsável por ativar substâncias dentro do neurônio pós-sináptico.

Com base nessa afirmação, avalie as asserções a seguir e a relação proposta entre elas:

I. Canais catiônicos podem ser acionados com cargas negativas, promovendo a entrada dos íons Cl⁻ e propagando a liberação de um neurotransmissor excitatório, também conhecido como *potencial pós-sináptico excitatório* (PPSE).

Porque

II. Canais aniônicos podem ser acionados, promovendo a entrada dos íons Na⁺ e propagando a liberação de um neurotransmissor inibitório, ou seja, o potencial pós-sináptico inibitório (PPSI).

A respeito dessas asserções, assinale a alternativa correta:

a) As asserções I e II são verdadeiras, e a II é uma justificativa correta da I.
b) As asserções I e II são verdadeiras, mas a II não é uma justificativa correta da I.
c) A asserção I é verdadeira, e a II é falsa.
d) A asserção I é falsa, e a II é verdadeira.
e) As asserções I e II são falsas.

3. Ao todo, existem em média 50 substâncias químicas que funcionam como neurotransmissores. Com relação aos neurotransmissores com moléculas pequenas de ação rápida, avalie as assertivas a seguir:

I. A acetilcolina é secretada por neurônios em diversas áreas do sistema nervoso, agindo no córtex motor, e em neurônios motores, ativando a contração do músculo esquelético. Possui efeito excitatório.

II. A norepinefrina, secretada por neurônios que estão localizados no tronco cerebral e no hipotálamo, possui ação tanto excitatória quando inibitória. Age no *locus ceruleus* localizado na ponte.

III. A dopamina atua na região dos gânglios da base, possui efeito inibitório e age na função motora, bem como na personalidade e nos pensamentos. A alteração em sua concentração pode desencadear a Doença de Alzheimer.

IV. O GABA age em mecanismos excitatórios em diversas áreas do córtex cerebral. Concentrações anormais podem provocar epilepsia e ansiedade.

V. A serotonina atua no tronco cerebral, nos cornos dorsais da medula espinhal e no hipotálamo. É um inibidor das vias que ocasionam dor na medula espinhal e em regiões superiores do sistema nervoso. Ainda, age no controle do humor, do sono, do apetite e do sexo. Alterações em suas concentrações podem desencadear depressão e alterações alimentares.

É correto o que se afirma em:

a) I e II.
b) II e III.
c) III e IV.
d) I, II e V.
e) III, IV e V.

4. O sistema nervoso autônomo se divide em sistema nervoso simpático e sistema nervoso parassimpático. Ambos possuem ações antagônicas, ou seja, o sistema simpático estimula ações que estão envolvidas com estresse, como o aumento dos batimentos cardíacos, a elevação da pressão arterial e o aumento da taxa metabólica corporal. Por sua vez, o sistema parassimpático está relacionado a mecanismos relaxantes, a exemplo da redução dos batimentos cardíacos e da diminuição da pressão arterial. A principal diferença entre os dois sistemas se

encontra nas fibras pós-ganglionares, por conta da liberação de diferentes neurotransmissores. Com base nessas afirmações, indique a seguir a alternativa que contém os neurotransmissores que agem nos sistemas simpático e parassimpático, respectivamente:

a) Dopamina e serotonina.
b) Acetilcolina e dopamina.
c) Serotonina e noradrenalina.
d) Norepinefrina e acetilcolina.
e) Noradrenalina e acetilcolina.

5. A pele humana é considerada o maior órgão do corpo e possui uma diversidade de terminações nervosas que captam diversos tipos de estímulos. Por isso, ela é considerada o maior órgão sensorial do organismo humano. Tais terminações nervosas, ou receptores cutâneos de superfície, são especializadas na captação de estímulos muito específicos. A esse respeito, marque a seguir a alternativa que apresenta os receptores do tato responsáveis pela captação da dor:

a) Terminações nervosas livres.
b) Receptores de Vater-Pacini.
c) Receptores de Meissner.
d) Receptores de Ruffini.
e) Discos de Merkel.

Atividades de aprendizagem

Questões para reflexão

1. O artigo a seguir, indicado para leitura reflexiva nesta atividade, traz uma análise do que foi abordado ao longo deste capítulo, porém com aplicação prática específica para as alterações fisiológicas que ocorrem no indivíduo idoso. Aproveite a

leitura para solidificar seus conhecimentos de forma reflexiva e construtiva no campo científico.

SCIANNI, A. A. et al. Efeitos do exercício físico no sistema nervoso do indivíduo idoso e suas consequências funcionais. **Revista Brasileira de Ciências do Esporte**, v. 41, n. 1, p. 81-95, 2019. Disponível em: <https://www.scielo.br/pdf/rbce/v41n1/0101-3289-rbce-41-01-0081.pdf>. Acesso em: 19 maio 2020.

2. O estudo da neurofisiologia é um tanto quanto complexo. Contudo, com os avanços da ciência, novas descobertas e novos mecanismos fisiológicos passaram a ser evidenciados. Portanto, indicamos a leitura do artigo a seguir, a respeito da neuroplasticidade, que pode ser dependente do aprendizado ou do treino de atividades. O domínio sobre assuntos relacionados ao sistema nervoso e seus mecanismos fisiológicos e fisiopatológicos é essencial para a construção e o fortalecimento do conhecimento científico.

BORELLA, M. de P.; SACCHELLI, T. Os efeitos da prática de atividades motoras sobre a neuroplasticidade. **Revista Neurociência**, v. 17, n. 2, p. 161-169, 2008. Disponível em: <http://www.revistaneurociencias.com.br/edicoes/2009/RN%2017%2002/14.pdf>. Acesso em: 19 maio 2020.

Atividade aplicada: prática

1. Neste capítulo, mostramos que no córtex cerebral ocorrem todas as funções intelectuais do cérebro, como o aprendizado e a memória. Todas as áreas do córtex cerebral apresentam extensas conexões eferentes e aferentes com estruturas profundas do cérebro, as quais realizam o direcionamento dos sinais sensoriais para que sejam interpretados, como é o caso do tálamo. Além disso, indicamos que o córtex cerebral é divido em lobos, sendo que cada um está subdivido em sulcos

e giros, estruturas nas quais encontramos regiões específicas relacionadas ao aprendizado, à memória e às funções integrativas do SNC. Diante do exposto, para possibilitar uma consolidação do seu conhecimento, construa um mapa conceitual evidenciando as principais funções integrativas do SNC relacionadas ao controle do movimento.

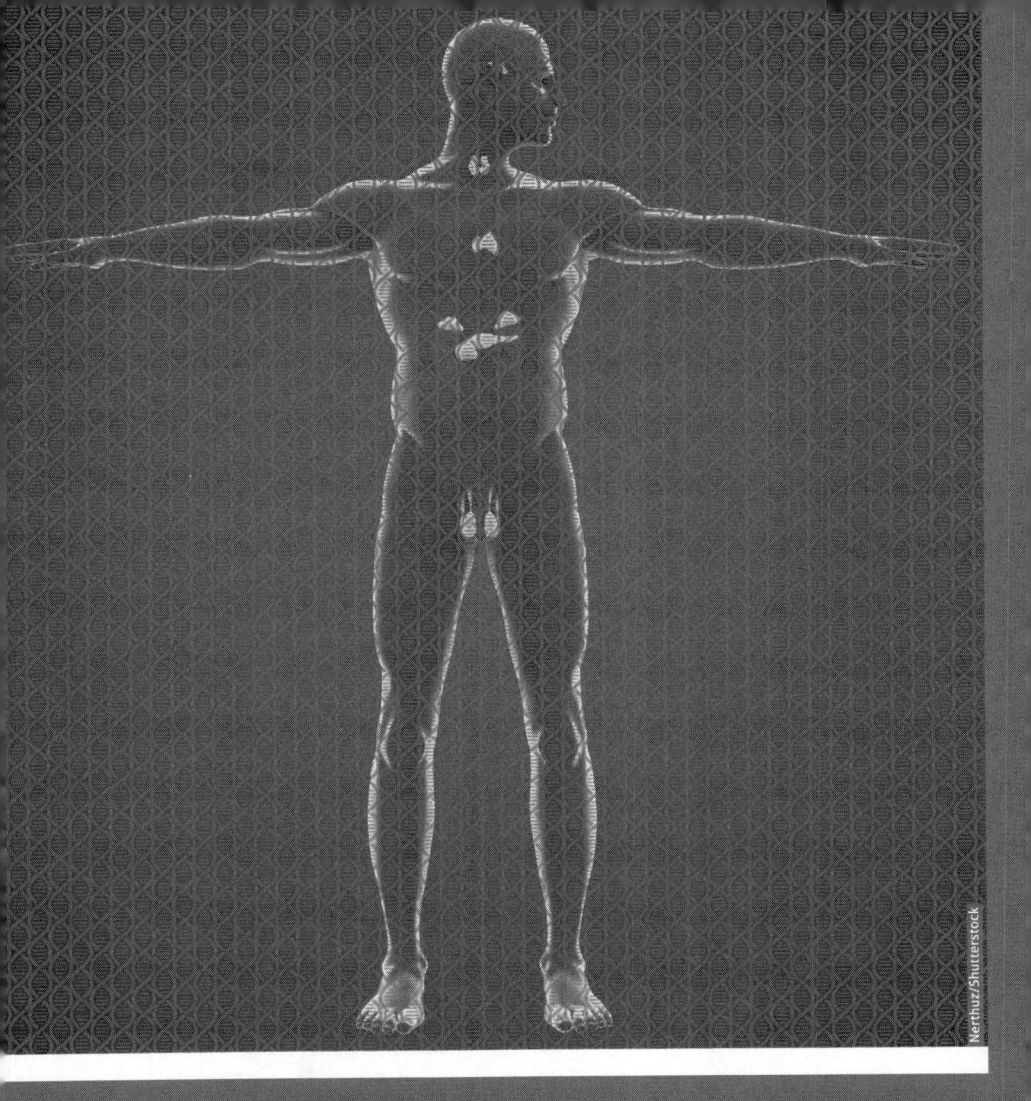

Capítulo 3

Fisiologia do sistema endócrino

O sistema endócrino (SE) está relacionado com os principais mecanismos de homeostase do corpo humano; logo, ele trabalha na comunicação, na integração e na regulação de diversos mecanismos fisiológicos, fazendo a conexão entre diversos órgãos, sistemas e aparelhos. Por meio da produção de hormônios, esse sistema possui a capacidade de acionar células e tecidos, também conhecidos como *locais-alvo*, que estão muito distantes das suas glândulas, além de interagir com eles. Isso ocorre devido à liberação de hormônios na corrente sanguínea (Curi; Procopio, 2017; Mourão Júnior; Abramov, 2011; Falavigna; Schenkel, 2010; Fox, 2007).

Contudo, para a liberação de hormônios, é necessário haver uma interação bastante precisa entre o sistema nervoso central (SNC) e o SE – isto é, entre hipotálamo e hipófise (eixo hipotálamo-hipófise) (Figura 3.1). O sistema nervoso, juntamente com o sistema sensorial, capta as informações oriundas do ambiente externo, processa-as e deflagra uma resposta, ao passo que o SE conduz a ação dessa resposta ante a produção de hormônios específicos que serão lançados na corrente sanguínea para atuar em sistemas corporais específicos de acordo com a resposta que deseja ser deflagrada pelo SNC (Curi; Procopio, 2017; Mourão Júnior; Abramov, 2011; Falavigna; Schenkel, 2010; Fox, 2007).

Figura 3.1 Interação entre SNC e SE

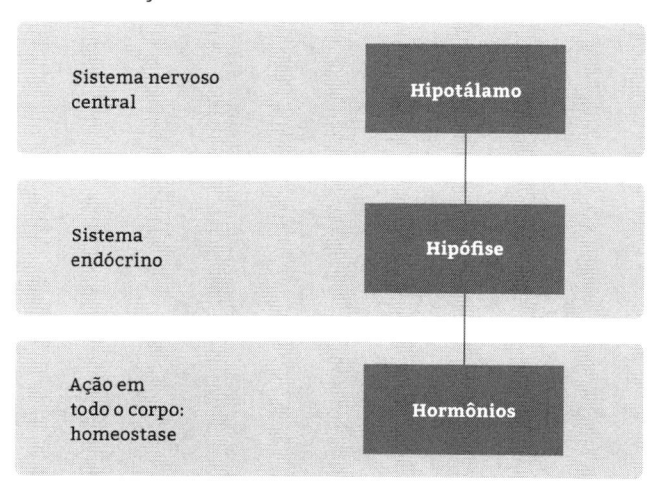

Sistema nervoso central	Hipotálamo
Sistema endócrino	Hipófise
Ação em todo o corpo: homeostase	Hormônios

Os hormônios e as glândulas endócrinas são controlados pelos mecanismos de *feedback*. Após sua liberação na corrente sanguínea, os hormônios se conectam a receptores específicos nas membranas celulares ou dentro das células; porém, sua ação pode ser imediata, como é o caso do hormônio adrenalina (considerado o hormônio de luta e fuga), ou demorar para aparecer, mas ter efeitos duradouros, como é o caso dos hormônios da glândula tireoide.

Os hormônios se comunicam por meio de uma grande variedade de interações que ocorrem entre as células. Quando o hormônio age sobre outra célula ou sobre as suas próprias células produtoras, é conhecido como **autócrino**. Quando sua ação ocorre em uma célula próxima ou adjacente, trata-se de um hormônio chamado de **parácrino**, que se refere a uma ação que ocorre a grande distância. Por sua vez, quando a corrente sanguínea é utilizada como veículo de condução, o hormônio é conhecido como **endócrino**. Já quando sua ação se restringe ao sistema nervoso, possuindo ação semelhante à de neurotransmissores, é conhecido como **neuroendócrino** (Curi; Procopio, 2017; Mourão Júnior; Abramov, 2011; Falavigna; Schenkel, 2010; Fox, 2007).

Figura 3.2 Organização do SE

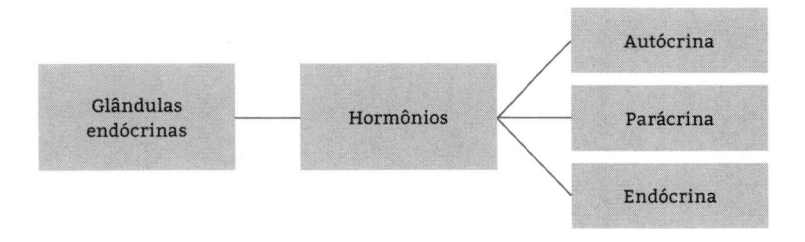

Glândulas endócrinas → Hormônios → Autócrina / Parácrina / Endócrina

- Objetivos do capítulo
    - analisar a organização funcional do sistema endócrino;
    - compreender as principais glândulas do sistema endócrino;
    - caracterizar a ação dos principais hormônios do sistema endócrino;
    - perceber as principais relações do sistema endócrino na homeostase corporal.
- Palavras-chave
    - Hipófise;
    - Controle;

- Glândulas;
- Endócrino;
- Hormônios;
- Homeostase.

3.1 Hormônios e a relação entre sistema nervoso e sistema endócrino

Os hormônios presentes no corpo humano são divididos em três classes importantes: proteínas e polipeptídeos; esteroides; e os derivados do aminoácido tirosina. A síntese/produção de hormônios proteicos e peptídicos ocorrem no nível celular, mais especificadamente nas organelas celulares, a exemplo do retículo endoplasmático, que realiza a síntese de pré e pró-hormônios, os quais são, na sequência, transportados até o complexo golgiense, onde são acondicionados em grânulos secretores para liberação em momento oportuno (Curi; Procopio, 2017; Mourão Júnior; Abramov, 2011; Falavigna; Schenkel, 2010; Fox, 2007).

As concentrações de hormônios na corrente sanguínea necessária para controlar a maioria das funções celulares, metabólicas e endócrinas são muito pequenas, variando de um picograma até microgramas, e sua intensidade de secreção também é extremamente pequena – em geral, alguns miligramas por dia. O controle da concentração hormonal (Figura 3.3) presente na corrente sanguínea se dá por *feedback* negativo (homeostase), impedindo a hipersecreção de determinados hormônios ou a hiperatividade de tecidos-alvo – ou seja, sua função se torna autolimitada. Um exemplo claro é o controle da glicemia, uma vez que o hormônio insulina promove a diminuição da glicose no sangue por meio de elevada captação de glicose pela célula. Em contrapartida, a diminuição da glicose circulante reduz a secreção adicional de insulina – evidentemente, essa breve descrição se refere a um indivíduo saudável, que possui um mecanismo fisiológico normal

(Curi; Procopio, 2017; Mourão Júnior; Abramov, 2011; Falavigna; Schenkel, 2010; Fox, 2007).

Porém, alterações cíclicas na produção hormonal podem ocorrer, influenciadas pelo sono, pelo ciclo circadiano, bem como por envelhecimento e alterações sazonais. Tais alterações hormonais podem ocorrer devido à relação direta entre o SNC (hipotálamo) e o SE (hipófise) (Curi; Procopio, 2017; Mourão Júnior; Abramov, 2011; Falavigna; Schenkel, 2010; Fox, 2007).

O controle da hipófise é realizado por sinais vindos do SNC pelo hipotálamo, considerado um centro integrador das informações captadas do ambiente externo relacionadas ao bem-estar do indivíduo. A maior parte dessas informações é interpretada e desencadeia respostas bastante precisas por meio das secreções dos vários hormônios produzidos pela hipófise (Curi; Procopio, 2017; Mourão Júnior; Abramov, 2011; Falavigna; Schenkel, 2010; Fox, 2007).

Figura 3.3 Controle da concentração hormonal

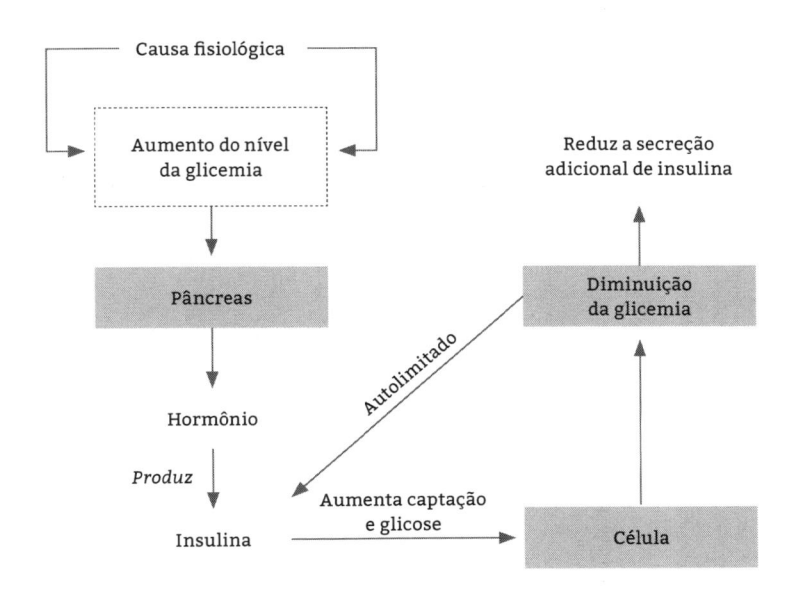

A hipófise é uma glândula extremamente vascularizada. Antes de o sangue chegar à glândula hipófise, ele passa pelo hipotálamo, onde existem neurônios especializados na síntese e na secreção de hormônios liberadores e inibidores que controlam as principais funções da hipófise anterior. Em contrapartida, a hipófise posterior é constituída de células especiais chamadas de *pituícitos*, as quais servem como estruturas de suporte para as células hipotalâmicas que secretam seus respectivos hormônios (Curi; Procopio, 2017; Mourão Júnior; Abramov, 2011; Falavigna; Schenkel, 2010; Fox, 2007).

Isso explica a expressão *eixo hipotálamo-hipófise* (Figura 3.4), pois sua relação de homeostase é bastante precisa, e alterações em suas conexões podem ser bastante prejudicais ao corpo humano (Curi; Procopio, 2017; Mourão Júnior; Abramov, 2011; Falavigna; Schenkel, 2010; Fox, 2007).

Figura 3.4 Eixo hipotálamo-hipófise

Hipotálamo e Hipófise

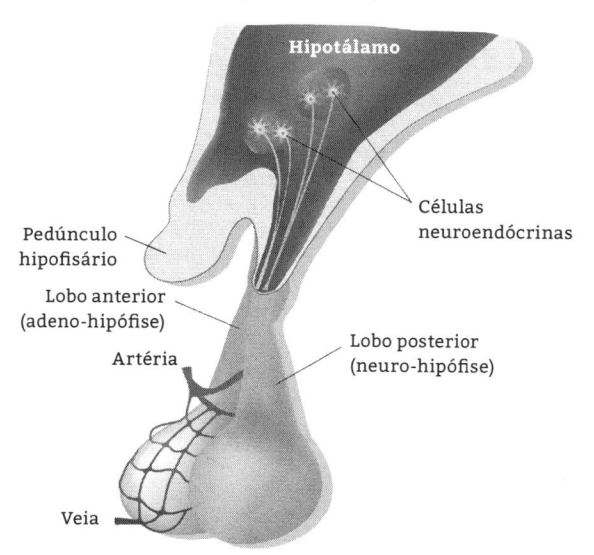

3.2 Hipófise

Considerada a principal glândula do SE, a hipófise também é conhecida como *glândula pituitária*, embora essa nomenclatura já tenha caído em desuso por alguns autores. Trata-se de uma glândula bastante pequena, cujo tamanho se assemelha ao de um grão de ervilha. Sua localização fica abaixo do hipotálamo, situada na sela túrcica do osso esfenoide, e sua conexão com o hipotálamo se dá pelo pedúnculo hipofisário. A hipófise possui duas porções bem distintas fisiologicamente: a adeno-hipófise, ou *hipófise anterior*, e a neuro-hipófise, ou *hipófise posterior* (Curi; Procopio, 2017; Mourão Júnior; Abramov, 2011; Falavigna; Schenkel, 2010; Fox, 2007).

A hipófise produz uma grande quantidade de hormônios responsáveis por acionar a produção hormonal de outras glândulas no corpo humano. Por exemplo, a hipófise anterior produz um hormônio chamado *tireotropina*, que controla a secreção da tixorina e da tri-iodotironina pela glândula tireoide. Os hormônios produzidos pela região anterior da hipófise agem diretamente no controle das funções metabólicas do corpo humano. Por outro lado, a hipófise posterior secreta dois hormônios: o hormônio antidiurético (ADH), que age no controle de água corporal; e a ocitocina, que atua na expulsão do leite e nas contrações uterinas durante o parto, também conhecida como *hormônio do amor*. A produção de todos os hormônios da hipófise e sua influência sobre as outras glândulas do SE pode ser mais bem visualizada na Figura 3.5, a seguir (Curi; Procopio, 2017; Mourão Júnior; Abramov, 2011; Falavigna; Schenkel, 2010; Fox, 2007).

Figura 3.5 Glândula hipófise e seus respectivos hormônios

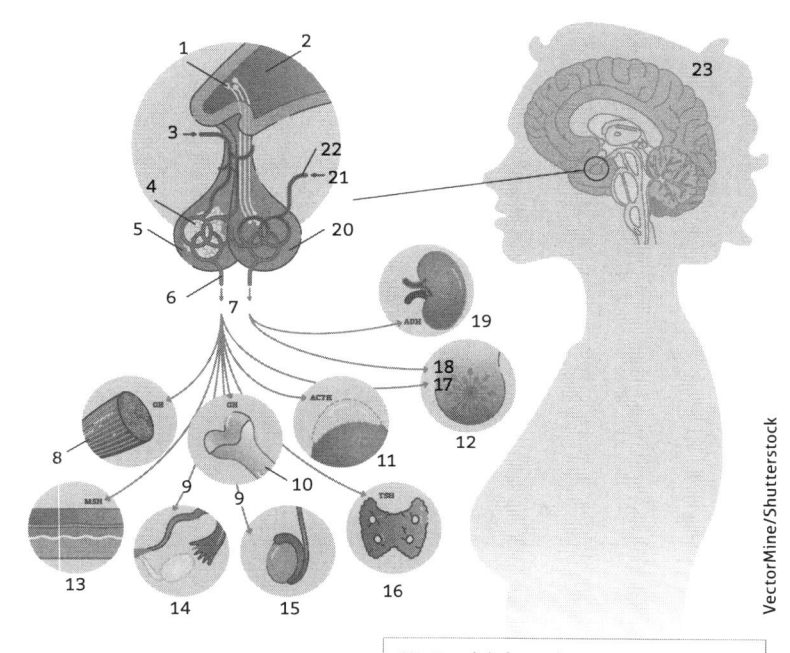

GH – Hormônio do crescimento
MSH – Hormônio alfaestimulante dos melanócitos
TSH – Tireotrófico
ACTH – Adrenocorticotrófico
ADH – Antidiurético

1. Hormônios hipotalâmicos
2. Hipotálamo
3. Entrada de sangue
4. Células secretoras da adeno-hipófise
5. Lobo anterior
6. Veias
7. Hormônios
8. Músculo
9. Gonadrotópicos
10. Osso
11. Glândula suprarrenal
12. Mama
13. Pele
14. Ovário
15. Testículos
16. Glândula tireoide
17. Prolactina
18. Ocitocina
19. Rim
20. Lobo posterior
21. Entrada de sangue
22. Artéria
23. Cérebro

3.3 Glândula pineal, glândula tireoide e glândula paratireoide

Na sequência, apresentamos os principais mecanismos fisiológicos que permeiam a glândula pineal, a glândula tireoide e a glândula paratireoide, evidenciando a produção dos principais hormônios de cada uma delas.

3.3.1 Glândula pineal

A glândula pineal (Figura 3.6), também conhecida como *corpo pineal*, está localizada na região do diencéfalo no SNC. Seu principal hormônio é a melatonina, que age na regulação dos ritmos circadianos. A produção desse hormônio está atrelada ao ciclo claro e escuro, ou seja, noite e dia. O pico de produção ocorre durante a noite, razão pela qual a melatonina é conhecida como *hormônio do sono*, pois atua diretamente em sua homeostase (Curi; Procopio, 2017; Mourão Júnior; Abramov, 2011; Falavigna; Schenkel, 2010; Fox, 2007).

Figura 3.6 Glândula pineal

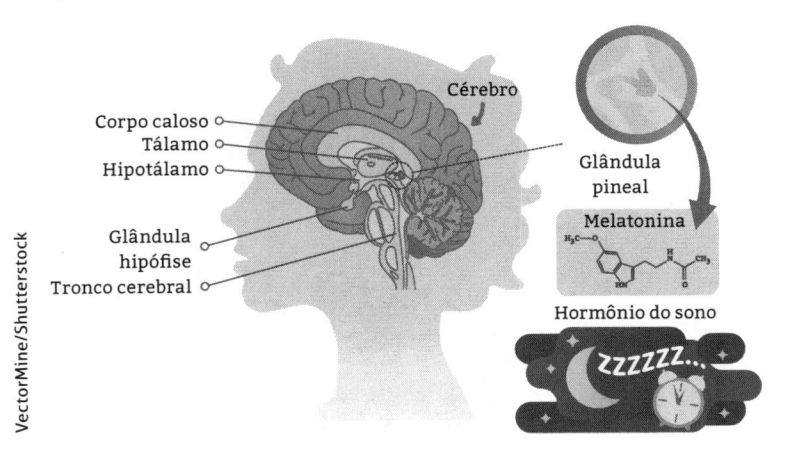

3.3.2 Glândula tireoide

A glândula tireoide (Figura 3.7) é uma das maiores glândulas endócrinas, localizada na região anterior do pescoço, abaixo da laringe e nas regiões laterais e anterior da traqueia. Seus principais hormônios são a tiroxina (T4) e a tri-iodotironina (T3), ambos extremamente conhecidos, pois possuem influência direta na taxa metabólica do organismo humano. A glândula tireoide também secreta a calcitonina, hormônio responsável pelo controle da homeostase do metabolismo de cálcio no organismo, fazendo uma interação bastante importante com a glândula paratireoide (Curi; Procopio, 2017; Mourão Júnior; Abramov, 2011; Falavigna; Schenkel, 2010; Fox, 2007).

Figura 3.7 Glândula tireoide

Hormônios da glândula tireoide

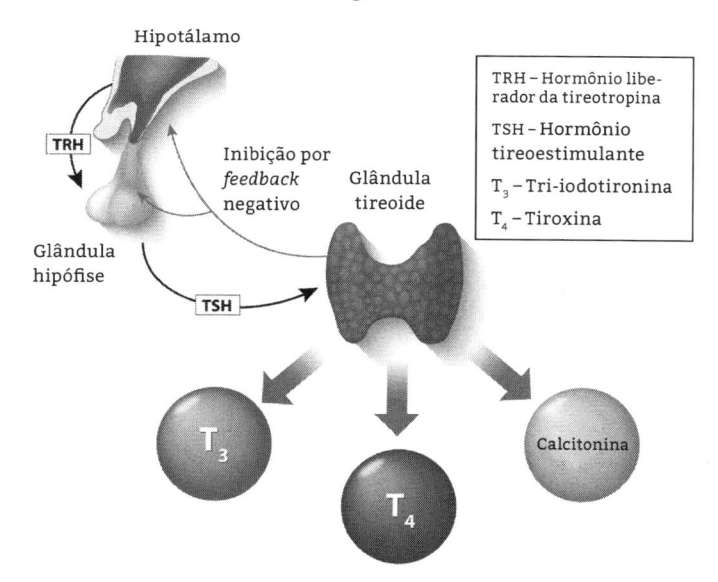

Hipotálamo

TRH

Glândula hipófise

TSH

Inibição por *feedback* negativo

Glândula tireoide

TRH – Hormônio liberador da tireotropina
TSH – Hormônio tireoestimulante
T_3 – Tri-iodotironina
T_4 – Tiroxina

T_3

T_4

Calcitonina

Designua/Shutterstock

3.3.3 Glândulas paratireoides

São quatro as glândulas paratireoides (Figura 3.8), localizadas na região posterior da glândula tireoide. Sua principal função é a produção do paratormônio (PTH), que age diretamente no controle das concentrações extracelulares de cálcio e fosfato, reduzindo a reabsorção de cálcio pelos intestinos e a excreção de cálcio pelos rins, além de controlar o equilíbrio entre o líquido extracelular e o osso (Curi; Procopio, 2017; Mourão Júnior; Abramov, 2011; Falavigna; Schenkel, 2010; Fox, 2007).

Figura 3.8 Glândulas paratireoides

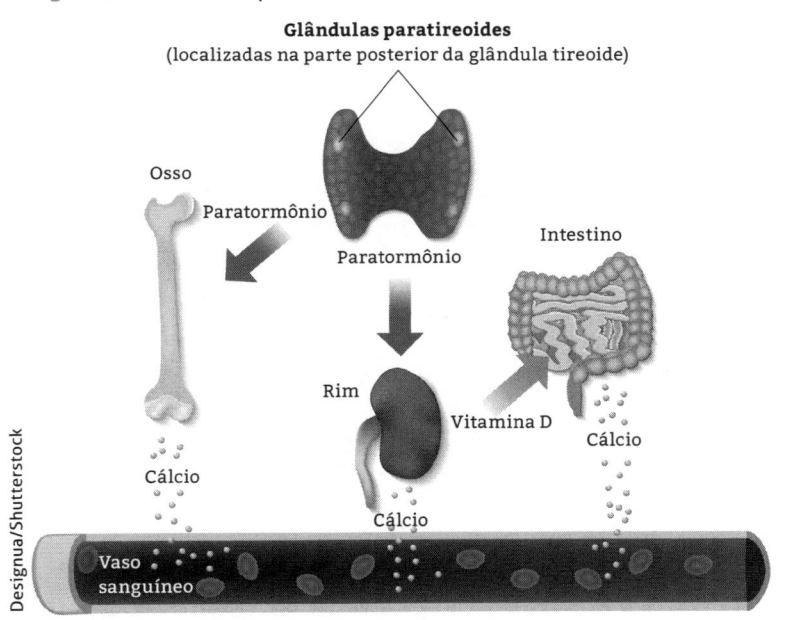

3.3.4 Mecanismo fisiológico do cálcio e do fosfato no corpo humano

O controle fisiológico do cálcio no corpo humano é bastante preciso e não pode sofrer alterações bruscas, em virtude de sua influência em diversos mecanismos que ocorrem nas células. Os ossos do corpo humano são locais de armazenamento de cálcio. Nesse sentido, a regulação do cálcio permeia o líquido extracelular e o líquido intracelular nas células e em suas organelas. O cálcio se encontra presente no corpo humano em combinação com proteínas plasmáticas, na forma de citrato e fosfato, sendo que a maior parte se apresenta na forma de íons de cálcio. As principais funções do cálcio no organismo humano estão indicadas na Figura 3.9, a seguir (Curi; Procopio, 2017; Mourão Júnior; Abramov, 2011; Falavigna; Schenkel, 2010; Fox, 2007).

Figura 3.9 Principais funções do cálcio no corpo humano

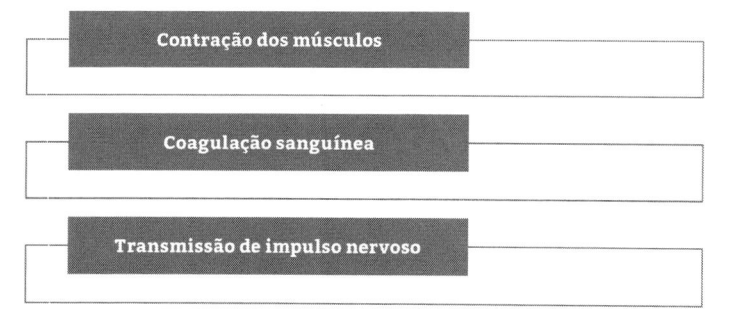

- Contração dos músculos
- Coagulação sanguínea
- Transmissão de impulso nervoso

Outro íon extremamente importante é o fosfato. Grandes concentrações desse íon se encontram, respectivamente, nos ossos, nas células e no líquido extracelular. Sua função fisiológica está relacionada aos mecanismos do controle de cálcio. O cálcio e o fósforo chegam ao corpo humano por meio da ingestão diária de alimentos ricos nesses nutrientes, como é o caso do leite. Porém, o cálcio é absorvido com o auxílio da vitamina D, e o que não é absorvido é excretado nas fezes ou na urina. Contudo, essa excreção dependerá de a concentração de íons ser alta ou baixa – o que vai estimular ou inibir a excreção. Já os íons fosfato são absorvidos normalmente pelo intestino delgado e excretados pela urina, também levando em consideração sua concentração no corpo humano (Curi; Procopio, 2017; Mourão Júnior; Abramov, 2011; Falavigna; Schenkel, 2010; Fox, 2007).

Os ossos são compostos por substâncias orgânicas, como as fibras de colágeno, e sais ósseos, entre os quais estão o cálcio e o fosfato. A fórmula do sal predominante é a hidroxiapatita, e a relação entre os íons de cálcio e de fósforo sofre influência direta das condições nutricionais do indivíduo. A força tênsil no osso é proporcionada pelas fibras de colágeno, e a força compressiva, pelos sais de cálcio. Embora exista uma grande concentração desses íons no plasma sanguíneo, estes só se depositam no osso, o que não ocorre em outros tecidos, em virtude da presença do pirofosfato, que impede esse processo. A Figura 3.10, apresentada na sequência, traz uma breve descrição das principais células ósseas encontradas no organismo (Curi; Procopio, 2017; Mourão Júnior; Abramov, 2011; Falavigna; Schenkel, 2010; Fox, 2007).

Figura 3.10 Principais células ósseas

Osteoblastos	Células formadoras de osso, sintetizam e secretam fibras de colágeno.
Osteócitos	Principais células do tecido ósseo, responsáveis pelo metabolismo ósseo diário.
Osteclastos	Células especializadas em realizar a reabsorção óssea.

Um dos principais mecanismos fisiológicos a ser compreendido com relação às substâncias que dão origem ao osso é o de remodelação óssea. Os ossos do corpo humano estão em constante renovação, ou seja, em remodelação óssea, que diz respeito à troca de tecido ósseo antigo por tecido ósseo novo.

Nesse processo, o primeiro mecanismo envolvido é a reabsorção óssea, ou seja, a retirada dos minerais (cálcio e fosfato) e das fibras de colágeno. Na sequência, acontece a deposição óssea, que significa a adição dos minerais (cálcio e fosfato) e das fibras – nessa fase, aproximadamente 5% da massa óssea total do organismo humano está sendo remodelada. A remodelação óssea é extremamente estimulada pela prática de exercício físico (Curi; Procopio, 2017; Mourão Júnior; Abramov, 2011; Falavigna; Schenkel, 2010; Fox, 2007).

Vários fatores podem afetar o crescimento ósseo e a remodelação óssea, tanto durante a adolescência quanto na fase adulta. Os fatores que mais influenciam estão relacionados à dieta adequada de minerais e vitaminas, além de mecanismos endócrinos via hormônios (Figura 3.11) (Curi; Procopio, 2017; Mourão Júnior; Abramov, 2011; Falavigna; Schenkel, 2010; Fox, 2007).

Figura 3.11 Fatores que afetam a remodelação óssea

Minerais	Vitaminas	Hormônios
• Cálcio • Fósforo • Magnésio • Fluoreto • Manganês	• Vitamina A • Vitamina C • Vitamina D • Vitamina K • Vitamina B_{12}	• Insulina-símiles (IGFs) • Hormônios da tireoide (T_3 e T_4) • Pâncreas (insulina)

O mecanismo fisiológico ativado para reconstruir um osso fraturado é denominado *reparo ósseo*, que se refere a um processo constituído por três fases. A primeira fase é chamada de *fase reativa* e acontece logo após a perda da continuidade óssea, ou seja, após a fratura. Essa fase inflamatória é inicial e envolve o rompimento dos vasos sanguíneos, dando origem a um coágulo ao redor do local da fratura (Curi; Procopio, 2017; Mourão Júnior; Abramov, 2011; Falavigna; Schenkel, 2010; Fox, 2007).

A segunda fase, denominada *fase de reparação*, é delimitada por dois grandes eventos fisiológicos. O primeiro corresponde à formação do calo fibrocartilaginoso, também demoninado *calo mole*. Seu desenvolvimento se dá pelo crescimento dos vasos sanguíneos existentes no local da fratura e pela ação dos fagócitos que retiram as células mortas do local. Em seguida, os fibroblastos produzem fibras de colágeno e os condroblastos produzem uma fibrocartilagem na região. Na segunda parte dessa fase, ocorre a formação do calo ósseo (duro), por meio dos osteoblastos que sintetizam trabéculas de osso esponjoso (Curi; Procopio, 2017; Mourão Júnior; Abramov, 2011; Falavigna; Schenkel, 2010; Fox, 2007).

A terceira fase do mecanismo de consolidação de uma fratura ocorre por meio do processo de remodelação óssea, em virtude da ação dos osteoclastos que reabsorvem fragmentos ósseos e da substituição do osso esponjoso por osso compacto. As três fases apresentadas para a consolidação óssea estão ilustradas na Figura 3.12, a seguir (Curi; Procopio, 2017; Mourão Júnior; Abramov, 2011; Falavigna; Schenkel, 2010; Fox, 2007).

Figura 3.12 Fases do reparo ósseo

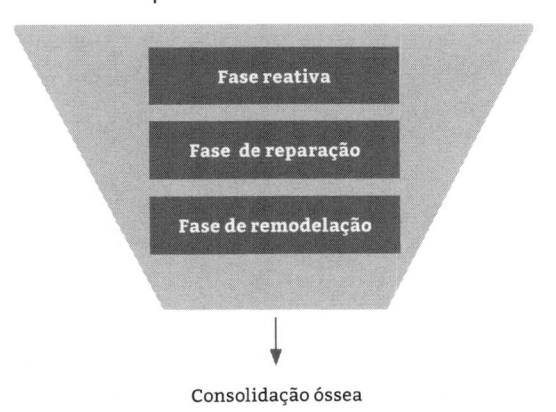

Fase reativa

Fase de reparação

Fase de remodelação

↓

Consolidação óssea

3.3.5 Mecanismo fisiológico da vitamina D

Diversos mecanismos fisiológicos permeiam a relação da vitamina D com a absorção do cálcio. Embora ela contribua na fisiologia da absorção do cálcio no trato intestinal, a vitamina D age na deposição e na absorção óssea. Porém, nesse processo, ela não se refere à real substância ativa. Isto é, para ser convertida em sua forma mais eficaz, ela precisa passar pela pele, pelo fígado, pelos rins e pelo paratormônio (glândula paratireoide), para então ser convertida em 1,25-di-hidroxicolecalciferol nos rins, na área do néfron. Os principais efeitos da vitamina D estão relacionados aos intestinos, aos rins e aos ossos, por meio do aumento da absorção de cálcio e de fosfato para o líquido extracelular e do controle de mecanismos de *feedback* (Curi; Procopio, 2017; Mourão Júnior; Abramov, 2011; Falavigna; Schenkel, 2010; Fox, 2007).

3.4 Glândulas suprarrenais

As glândulas suprarrenais (Figura 3.13), ou *adrenais*, estão presentes nos polos superiores dos rins direito e esquerdo. Cada glândula é composta por duas porções bem específicas: a medula adrenal e o córtex adrenal, sendo que ambas são responsáveis pela produção de grupos específicos de hormônios (Curi; Procopio, 2017; Mourão Júnior; Abramov, 2011; Falavigna; Schenkel, 2010; Fox, 2007).

Figura 3.13 Glândulas suprarrenais

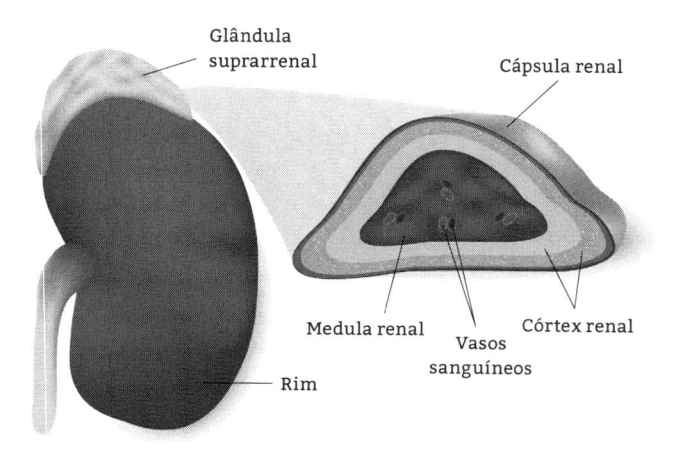

O córtex da glândula adrenal secreta um grupo de hormônios denominados *corticosteroides*, os quais são divididos em mineralocorticoides e glicocorticoides. Os primeiros agem nos mecanismos de homeostase dos eletrólitos corporais, principalmente nos íons sódio e potássio. Um dos principais hormônios desse grupo é a aldosterona, que atua na reabsorção ativa de sódio pelos rins. Já os hormônios glicocorticoides agem sobre a concentração sanguínea de glicose, sendo que o principal hormônio desse grupo é o cortisol, conhecido como *hormônio do estresse*. Por sua vez, os hormônios androgênicos apresentam efeitos semelhantes à testosterona (Curi; Procopio, 2017; Mourão Júnior; Abramov, 2011; Falavigna; Schenkel, 2010; Fox, 2007).

A medula da glândula adrenal responde às ações propagadas pelo sistema nervoso autônomo pela via simpática, secretando dois hormônios: a epinefrina e a norepinefrina. Ambos agem em todo o corpo, causando os mesmos mecanismos fisiológicos da estimulação simpática, ou seja, atividades estressantes, como o aumento dos batimentos cardíacos, por exemplo (Curi; Procopio, 2017; Mourão Júnior; Abramov, 2011; Falavigna; Schenkel, 2010; Fox, 2007).

3.5 Testículos e ovários

Neste tópico, descrevemos os principais mecanismos fisiológicos relacionados às gônadas, ou seja, testículos e ovários – os principais órgãos produtores de hormônios que regem o funcionamento dos aparelhos reprodutores masculino e feminino.

3.5.1 Testículos

O aparelho reprodutor masculino é formado por diversos órgãos. No entanto, para os mecanismos fisiológicos do SE, o mais importante de todos esses órgãos são os testículos (Figura 3.14), pois secretam diversos hormônios, dentre os quais o mais abundante e fisiologicamente mais ativo é a testosterona, responsável pelas características sexuais masculinas e pela virilidade (Curi; Procopio, 2017; Mourão Júnior; Abramov, 2011; Falavigna; Schenkel, 2010; Fox, 2007).

Figura 3.14 Sistema reprodutor masculino: testículos

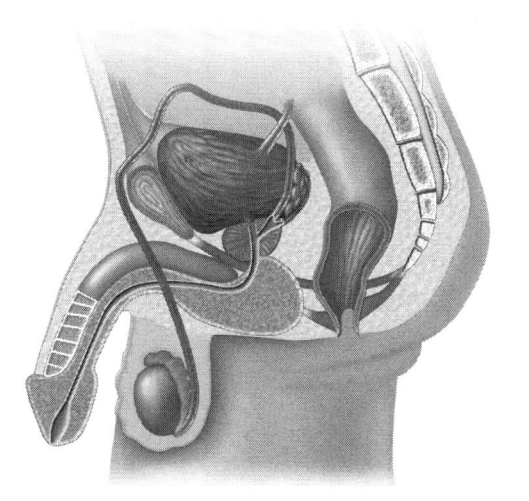

Andrea Danti/Shutterstock

O transporte da testosterona ocorre pela corrente sanguínea, agindo diretamente em órgãos-alvo, como a próstata e os órgãos genitais, principalmente após a puberdade (antes dos 20 anos de idade), fase em que suas crescentes concentrações promovem o aumento do escroto, dos testículos e do pênis. As características sexuais secundárias também são influenciadas pela testosterona, como a distribuição dos pelos corporais no púbis, no abdome, na face e no tórax, a mudança na voz e na textura da pele, bem como o aumento da massa muscular, da matriz óssea e da taxa metabólica basal (Curi; Procopio, 2017; Mourão Júnior; Abramov, 2011; Falavigna; Schenkel, 2010; Fox, 2007).

3.5.2 Ovários

Os hormônios produzidos pelo corpo feminino são muito mais complexos. Nesse sentido, devemos levar em consideração que eles preparam o corpo da mulher para a concepção e a gravidez. Em um primeiro momento, entra em ação um hormônio de liberação hipotalâmica: o hormônio liberador de gonadotrofina (GnRH). Em segundo momento, apresentam-se os hormônios sexuais hipofisários liberados pela hipófise anterior: o folículo estimulante (FSH) e o luteinizante (LH), os quais só são produzidos perante respostas integrativas originadas do hipotálamo por meio do GnRH. Em um terceiro momento, ocorrem os hormônios produzidos pelos ovários (estrogênio e progesterona) em resposta às ordens emanadas pela hipófise (Figura 3.15) (Curi; Procopio, 2017; Mourão Júnior; Abramov, 2011; Falavigna; Schenkel, 2010; Fox, 2007).

Figura 3.15 Sistema reprodutor feminino: ovários

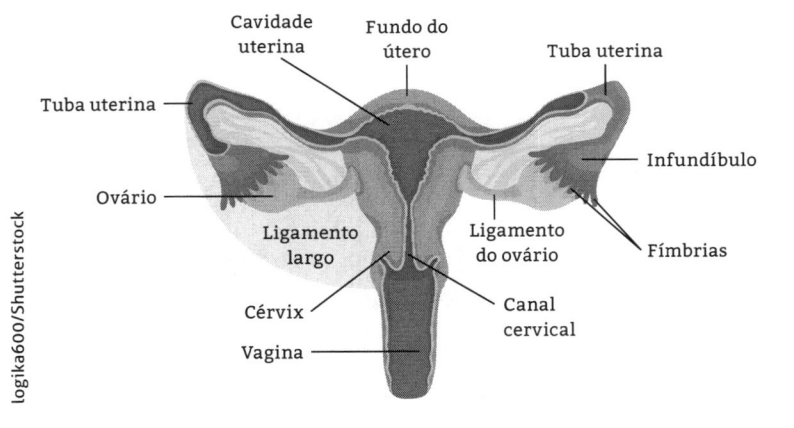

O ciclo sexual mensal feminino (Figura 3.16) é determinado pela função dos hormônios gonadotrópicos, o FSH e o LH, secretados pela hipófise anterior. Na ausência desses hormônios, os ovários permanecem inativos, como ocorre durante a infância. Eles estimulam as células ovarianas promovendo o crescimento do folículo ovariano.

O estrogênio é responsável pelas características sexuais secundárias no corpo feminino, ao passo que a progesterona prepara o útero para a gestação, e as mamas, para a lactação (Curi; Procopio, 2017; Mourão Júnior; Abramov, 2011; Falavigna; Schenkel, 2010; Fox, 2007).

O ciclo ocorre aproximadamente a cada 28 dias. Trata-se de uma explosão de hormônios no corpo feminino, que acontece constantemente. Nesse ciclo, os hormônios gonadotrópicos induzem o amadurecimento de aproximadamente oito a 12 folículos, e a ovulação ocorre no décimo quarto dia. Durante o crescimento dos folículos, o estrogênio é o principal hormônio secretado. Depois da ovulação, ocorre a produção de uma grande quantidade de estrogênio e progesterona, pelo fato de as células secretoras dos folículos residuais se desenvolverem em corpo lúteo. Após a degeneração do corpo lúteo, que se dá em aproximadamente duas semanas, os hormônios ovarianos estrogênio e progesterona diminuem gradativamente sua produção, dando início à menstruação e a um novo ciclo ovariano (Curi; Procopio, 2017; Mourão Júnior; Abramov, 2011; Falavigna; Schenkel, 2010; Fox, 2007).

Figura 3.16 Ciclo menstrual feminino

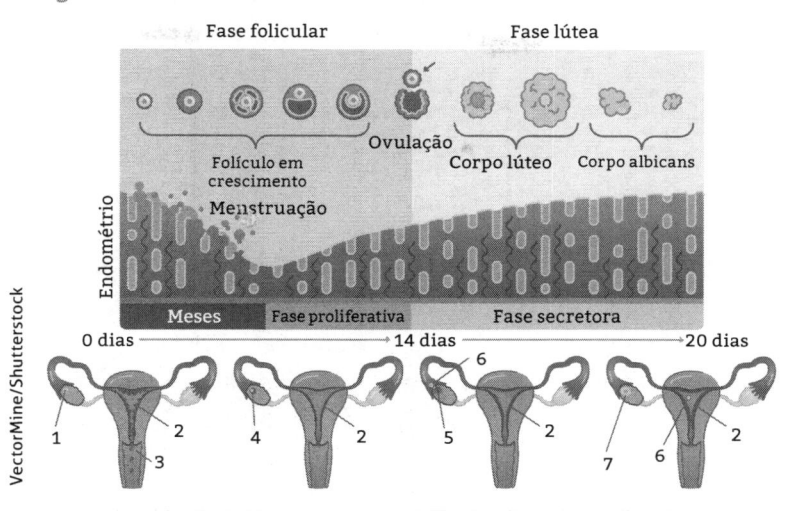

1. Corpo albicans	5. Ovulação
2. Endométrio	6. Óvulo
3. Menstruação	7. Corpo lúteo
4. Folículo em crescimento	

3.5.3 Esteroides androgênicos anabolizantes

Substâncias derivadas da testosterona, os esteroides androgênicos anabolizantes (EAA) são modificados em laboratório por meio de processos bioquímicos, sendo sintetizados no plasma animal ou humano, bem como por compostos químicos. A síntese em laboratório é necessária para realizar a separação entre os efeitos anabólicos e os efeitos androgênicos. Estes – os efeitos androgênicos – estão relacionados ao desenvolvimento das características sexuais secundárias (Curi; Procopio, 2017; Mourão Júnior; Abramov, 2011; Falavigna; Schenkel, 2010; Fox, 2007).

O uso indiscriminado dessa substância se dá pelo seu efeito anabólico, a fim de melhorar o desempenho físico por meio da atuação em receptores específicos androgênicos presentes na musculatura esquelética, promovendo um aumento na síntese proteica e, como consequência, na massa muscular e na potencialização da força (Curi; Procopio, 2017; Mourão Júnior; Abramov, 2011; Falavigna; Schenkel, 2010; Fox, 2007).

Um dos principais esteroides androgênicos utilizados é o 17-alfa não alquilados, o qual possui a capacidade de produzir grande anabolismo, em virtude do aumento de estrogênio e testosterona circulante, que causa a inibição do eixo hipotálamo-hipófise-gônadas. Outro composto é o 17-alfa alquilados, cuja ação no que se refere ao hipotálamo-hipófise-gonadal é menos intensa, porém, seu metabolismo é hepático, com amplo efeito prejudicial a todo o organismo (Curi; Procopio, 2017; Mourão Júnior; Abramov, 2011; Falavigna; Schenkel, 2010; Fox, 2007).

Alguns praticantes de atividade física partem em uma busca incessante para o desenvolvimento de um corpo perfeito em um curto prazo de tempo, por meio do uso dos EAA, pois sua utilização pode proporcionar um aumento da força e de massa muscular através de mecanismos bioquímicos bastante complexos. No entanto, sua utilização, muitas vezes, acaba sendo realizada de forma amadora, sem o acompanhamento de profissionais especializados. Ao proceder a esse risco, o indivíduo está sujeito a sofrer efeitos adversos agudos e crônicos que podem comprometer fisiologicamente todo o organismo. Os efeitos clínicos adversos relacionados ao uso inapropriado do EAA estão citados na Figura 3.17, a seguir (Curi; Procopio, 2017; Mourão Júnior; Abramov, 2011; Falavigna; Schenkel, 2010; Fox, 2007).

Figura 3.17 Efeitos clínicos adversos do uso de EAA

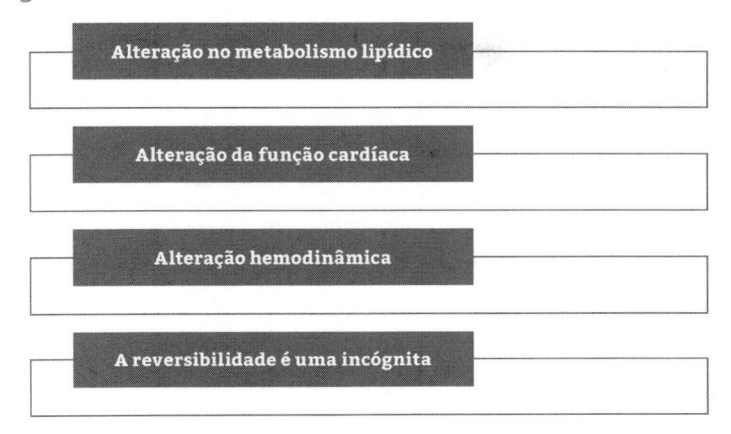

- Alteração no metabolismo lipídico
- Alteração da função cardíaca
- Alteração hemodinâmica
- A reversibilidade é uma incógnita

3.5.4 Hormônio do crescimento

Todos os hormônios da glândula hipófise possuem seus mecanismos de ação em glândulas-alvo. Contudo, o hormônio do crescimento (GH) segue outra rota de ação, agindo diretamente sobre quase todos os tecidos corporais. Mas vale ressaltar que o pico máximo de ação desse hormônio ocorre durante a adolescência, bem como que em indivíduos adultos sua concentração diminui, sendo que sua concentração pode até mesmo atingir apenas 25% em pessoas idosas. Esse hormônio, também conhecido como *hormônio somatotrópico* ou *somatotropina*, estimula o crescimento de quase todos os tecidos presentes no corpo humano. Ele induz o aumento do tamanho das células e de mitoses, consequentemente promovendo a diferenciação e a multiplicação de tipos celulares específicos, como ossos e músculos. Porém, a ação do GH nos ossos se restringe até a idade adulta (Curi; Procopio, 2017; Mourão Júnior; Abramov, 2011; Falavigna; Schenkel, 2010; Fox, 2007).

O GH possui a capacidade de influenciar diferentes mecanismos fisiológicos presentes no corpo humano. É necessário tanto em sua ação direta sobre os efeitos metabólicos, como o aumento da síntese de proteínas e a mobilização dos ácidos graxos, quanto em seu uso como fonte de energia e na diminuição da utilização da glicose pelo organismo. Embora ainda existam muitos estudos em fase de desenvolvimento sobre esse hormônio, sabe-se que ele promove o aumento dos mecanismos celulares para a captação de aminoácidos e para a síntese proteica pelas células, reduzindo a destruição das proteínas (Curi; Procopio, 2017; Mourão Júnior; Abramov, 2011; Falavigna; Schenkel, 2010; Fox, 2007).

Uma questão importante e clara a ser abordada é que o GH não funcionará se carboidratos forem retirados da dieta. Ou seja, a disponibilidade adequada de insulina e de carboidratos é essencial para garantir a ação fisiológica desse hormônio. Por isso, quando há intenção de administrar aportes fisiológicos e alimentares para ganho de massa muscular via ação do GH, é preciso contar com a supervisão de uma tríade de profissionais altamente especializados (endocrinologista, nutricionista e educador físico). O mecanismo fisiológico vinculado a esse hormônio está exposto na Figura 3.18, a seguir (Curi; Procopio, 2017; Mourão Júnior; Abramov, 2011; Falavigna; Schenkel, 2010; Fox, 2007).

Figura 3.18 Mecanismos fisiológico do GH

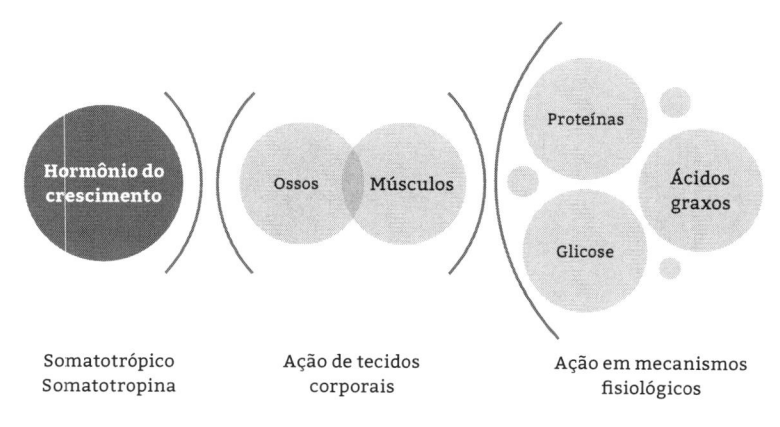

Hormônio do crescimento	Ossos — Músculos	Proteínas / Glicose / Ácidos graxos
Somatotrópico Somatotropina	Ação de tecidos corporais	Ação em mecanismos fisiológicos

ⅲ Síntese

Ao longo deste capítulo, elucidamos a importância dos hormônios para o controle da homeostase corporal, bem como a relação entre o SNC e o SE pela conexão do eixo hipotálamo-hipófise. Também, esclarecemos a relevância da hipófise como principal glândula do SE e apontamos que seu equilíbrio fisiológico é emanado a todas as glândulas do corpo para a produção de seus respectivos hormônios.

Como uma síntese dos conteúdos trabalhados, apresentamos, a seguir, o Quadro 3.1.

Quadro 3.1 Principais glândulas e seus respectivos hormônios: síntese do capítulo

Glândula	Hormônios		
Adeno-hipófise	Tireoestimulante (TSH)		
	Foliculoestimulante (FSH)		
	Luteinizante		
	Hormônio do crescimento (GH)		
	Prolactina		
	Adrenocorticotrófico (ACTH)		
Neuro-hipófise	Ocitocina		
	Antidiurético (ADH)		
Pineal	Melatonina		
Tireoide	Tiroxina (T_4)		
	Tri-iodotironina (T_3)		
	Calcitonina		
Paratireoide	Paratormônio (PTH)		
Adrenais	Córtex Corticosteroides	Mineralocorticoides	Aldosterona
		Glicocorticoides	Cortisol
		Androgênicos	
	Medula	Epinefrina	
		Norepinefrina	
Testículos	Testosterona		
Ovários	Estrogênio		
	Progesterona		

⦀ Indicação cultural

Artigo

A influência dos hormônios do sistema endócrino na prática esportiva é extremamente importante para a manutenção da vitalidade, da força e da agilidade. Assim, alterações na quebra da homeostase hormonal podem afetar diretamente o desempenho esportivo. Por isso, conhecer o contexto histórico do impacto do uso de esteroides e suas influências fisiológicas é de extrema importância para a fundamentação do conhecimento atual. Nesse sentido, recomendamos a leitura do artigo a seguir, que faz uma importante abordagem histórica da temática e que pode ser utilizado como um norte de comparação com as descobertas e os avanços científicos atuais.

AMERICAN COLLEGE OF SPORTS MEDICINE. Posicionamento Oficial. O uso de esteroides anabolizantes nos esportes. **Revista Brasileira de Medicina do Esporte**, v. 4, n. 1, p. 31-36, jan./fev. 1998. Disponível em: <http://www.scielo.br/pdf/rbme/v4n1/a10v4n1.pdf>. Acesso em: 28 abr. 2020.

▪ Atividades de autoavaliação

1. Considerada a principal glândula do sistema endócrino, também é conhecida como *glândula pituitária*, embora essa nomenclatura já tenha caído em desuso por alguns autores. Trata-se de uma glândula bastante pequena, cujo tamanho lembra o de um grão de ervilha. Está localizada abaixo do hipotálamo, situada na sela túrcica do osso esfenoide. A qual glândula o enunciado se refere?

   a) Testículos.
   b) Glândula pineal.
   c) Glândula tireoide.
   d) Glândula adrenal.
   e) Glândula hipófise.

2. A glândula pineal, também conhecida como *corpo pineal*, está situada na região do diencéfalo no SNC. Ela age na regulação dos ritmos circadianos e sua produção está atrelada ao ciclo claro e escuro, ou seja, noite e dia. Seu pico de produção ocorre durante a noite, por isso seu principal hormônio é conhecido como *hormônio do sono*, pois atua diretamente em sua homeostase. Com base no exposto, indique a alternativa que apresenta qual é o hormônio produzido pela glândula pineal:
   a) Cortisol.
   b) Ocitocina.
   c) Melanina.
   d) Melatonina.
   e) Aldosterona.

3. As glândulas tireoide e paratireoide atuam em homeostase para manter as concentrações plasmáticas adequadas dos íons cálcio. Nesse sentido, marque a seguir a alternativa que apresenta quais são, respectivamente, os hormônios produzidos por essas glândulas e que controlam esse metabolismo:
   a) Calcitonina e ocitocina.
   b) Paratormônio e tixorina.
   c) Calcitonina e paratormônio.
   d) Calcitonina e tri-iodotironina.
   e) Aldosterona, paratormônio e cortisol.

4. As glândulas adrenais são conhecidas por influenciar diretamente diversos mecanismos homeostáticos no corpo. Um deles diz respeito à reabsorção ativa de sódio, que interfere via *feedback no* controle da pressão arterial; por sua vez, outro mecanismo exerce influência nos mecanismos relacionados ao estresse. Com base no exposto, indique a seguir a alternativa que apresenta, respectivamente, quais são esses hormônios:
   a) Melatonina e cortisol.
   b) Aldosterona e cortisol.

c) Melatonina e aldosterona.
d) Tiroxina e tri-iodotironina.
e) Calcitonina e paratormônio.

5. Tanto homens quanto mulheres sofrem diretas ações hormonais, principalmente no início da puberdade, fase em que alterações anatômicas e fisiológicas secundárias começam a mudar os corpos masculino e feminino, influenciados diretamente por alterações endócrinas, as quais preparam os organismos para a maturidade sexual. Sob essa ótica, marque a seguir a alternativa que apresenta quais são, respectivamente, os hormônios responsáveis pelas características sexuais masculinas e femininas no início da puberdade:

a) Testosterona e tiroxina.
b) Estrogênio e melatonina.
c) Testosterona e estrogênio.
d) Progesterona e prolactina.
e) Testosterona e progesterona.

Atividades de aprendizagem

Questões para reflexão

1. O artigo a seguir, indicado para leitura nesta atividade, versa sobre o hormônio do crescimento e o exercício físico. Esse tema é uma das grandes incógnitas abordadas quando falamos da relação do sistema endócrino na prática de exercício. Por isso, a reflexão sobre esse assunto se faz necessária para a consolidação do processo de ensino e aprendizagem e o rompimento das barreiras existentes entre o senso comum e a ciência relacionada ao esporte.

CRUZAT, V. F. et al. Hormônio do crescimento e exercício físico: considerações atuais. **Revista Brasileira de Ciências Farmacêuticas**, v. 44, n. 4, p. 549-562, out./dez. 2008. Disponível em: <http://www.scielo.br/pdf/rbcf/v44n4/v44n4a03.pdf>. Acesso em: 19 maio 2020.

2. Durante a prática de exercício físico vigoroso e intenso, ocorrem alterações hormonais bastante importantes que dependem diretamente do eixo hipotálamo-hipófise, como abordado ao longo deste capítulo. Nesse sentido, o artigo a seguir, recomendado para leitura nesta atividade, traz uma revisão sistemática sobre as influências do hormônio cortisol em atletas de diferentes modalidades. A reflexão dessa temática se torna de extrema importância para relacionar de forma mais concreta os mecanismos hormonais e sua influência na prática esportiva.

SANTOS, P. B. dos et al. A necessidade de parâmetros referenciais de cortisol em atletas: uma revisão sistemática. **Motricidade**, v. 10, n. 1, p. 107-125, 2014. Disponível em: <http://www.scielo.mec.pt/pdf/mot/v10n1/v10n1a10.pdf>. Acesso em: 19 maio 2020.

Atividade aplicada: prática

1. A influência dos hormônios do sistema endócrino vem sendo estudada há muitos anos na esfera responsável pela prática esportiva. Porém, hormônios específicos, como cortisol, hormônio do crescimento (GH) e insulina, estão em evidência nos últimos anos, principalmente por conta de suas relações fisiológicas relacionadas à prática do exercício físico resistido agudo, como mostrado pelos autores no artigo indicado a seguir. Portanto, nesta atividade, pretendemos auxiliá-lo a fundamentar a construção do seu conhecimento científico ante o senso comum. Por isso, realize a leitura do artigo e, em seguida, elabore uma tabela listando as principais ações fisiológicas de cada um desses hormônios (cortisol, GH, insulina) na prática do exercício físico resistido.

SILVA JR., A. J. et al. Estudo do comportamento cortisol, GH e insulina após uma sessão de exercício resistido agudo. **Revista Brasileira de Medicina do Esporte**, v. 20, n. 1, p. 21-25, jan./fev. 2014. Disponível em: <http://www.scielo.br/pdf/rbme/v20n1/1517-8692-rbme-20-01-00021.pdf>. Acesso em: 7 fev. 2020.

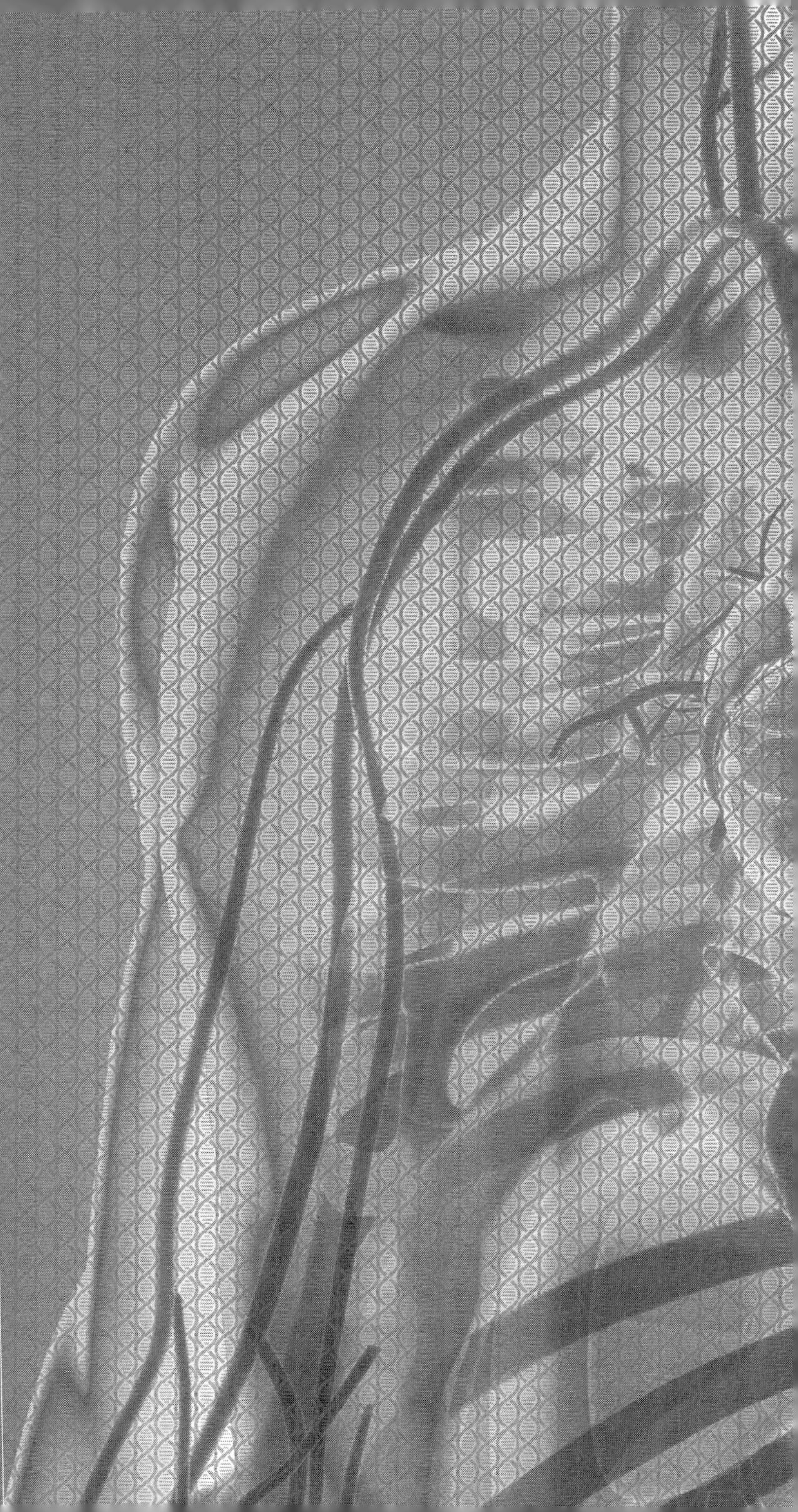

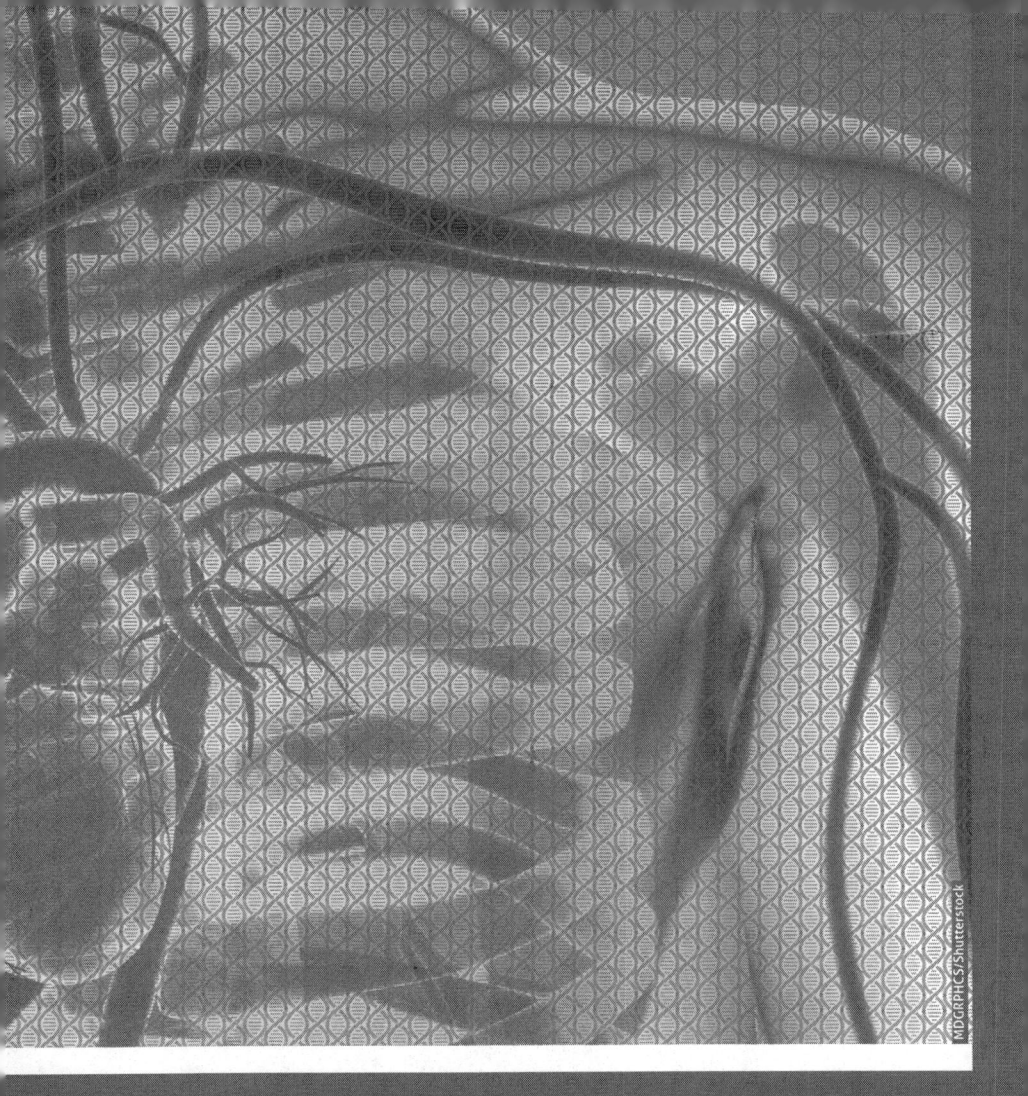

Capítulo 4

Fisiologia cardiovascular e respiratória

Os mecanismos fisiológicos que interligam os sistemas cardiovascular e respiratório são bastante precisos, pois um depende da homeostase do outro (Figura 4.1). Sob essa ótica, enquanto o sistema cardiovascular leva o sangue rico em oxigênio e nutrientes a todas as células do corpo, o sistema respiratório fornece o aporte ideal de oxigênio para cada célula e remove dióxido do carbono por meio da hematose. Nesse sentido, qualquer desequilíbrio que ocorra nessa perfeita harmonia é sentida em todo o organismo, mediante a instauração de possíveis processos patológicos. Assim, para evitar a ocorrência de tais processos e garantir o aporte ideal de nutrientes e oxigênio a todas as células do corpo, mecanismos de *feedback* permanecem ativados nesses sistemas 24 horas por dia (Hall, 2017; Costanzo, 2015; Barrett et al., 2014).

Figura 4.1 Relação entre os sistemas circulatório e respiratório

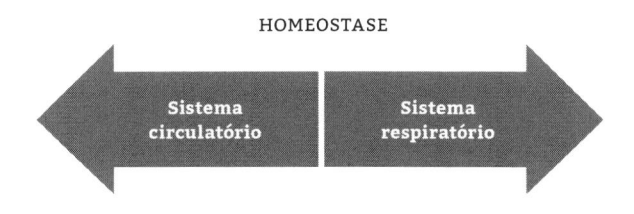

HOMEOSTASE

Sistema circulatório ⇄ Sistema respiratório

O sistema cardiovascular possui como principal órgão o coração, considerado uma bomba contrátil propulsora. Sua função primordial se dá por meio dos movimentos de sístole (contração) e diástole (relaxamento). Além disso, o coração também é responsável por promover a circulação do sangue por todo o corpo, através das artérias e das veias (Figura 4.2). Mecanismos fisiológicos intrínsecos mantêm as contrações cardíacas, ou seja, o ritmo cardíaco constante, ocasionadas pelos potenciais de ação, o que desencadeia os batimentos cardíacos. Na composição desse órgão estão o músculo atrial, o músculo ventricular e as fibras excitatórias e condutoras de estímulos elétricos, às quais cabem o controle dos batimentos rítmicos do coração (Hall, 2017; Costanzo, 2015; Barrett et al., 2014).

Figura 4.2 Componentes do sistema cardiovascular

Sistema cardiovascular — Coração — Veias / Artérias

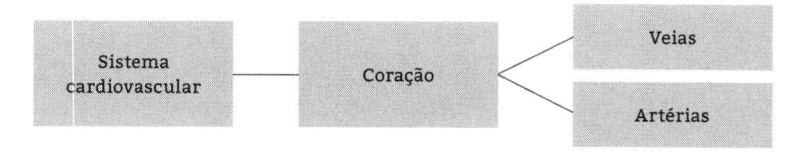

Por sua vez, o sistema respiratório é composto pelos sistemas de condução e de respiração. O primeiro diz respeito aos órgãos que levam oxigênio aos pulmões e retiram o dióxido de carbono. São eles: nariz, nasofaringe, orofaringe, faringe, laringe e traqueia. Já os órgãos de respiração incluem os pulmões e suas estruturas, nas quais ocorre a hematose (Figura 4.3). Os mecanismos básicos da respiração podem ser divididos em: ventilação pulmonar, (entrada e saída de ar dos pulmões); difusão de oxigênio e dióxido de carbono entre a unidade funcional dos pulmões (os alvéolos) e o sangue; transporte de oxigênio para o tecido; transporte de dióxido de carbono pela corrente sanguínea; e, por fim, a regulação da ventilação, que ocorre via mecanismos de *feedback* com o sistema nervoso central (SNC) (Hall, 2017; Costanzo, 2015; Barrett et al., 2014).

Figura 4.3 Componentes do sistema respiratório

```
                    Sistema
                  respiratório
                       |
          ┌────────────┴────────────┐
     Sistema de                Sistema de
     condução                  respiração
          |                         |
   • Nariz                   • Árvore
   • Faringe                   brônquica
   • Laringe                 • Pulmões
   • Traqueia                • Alvéolos
```

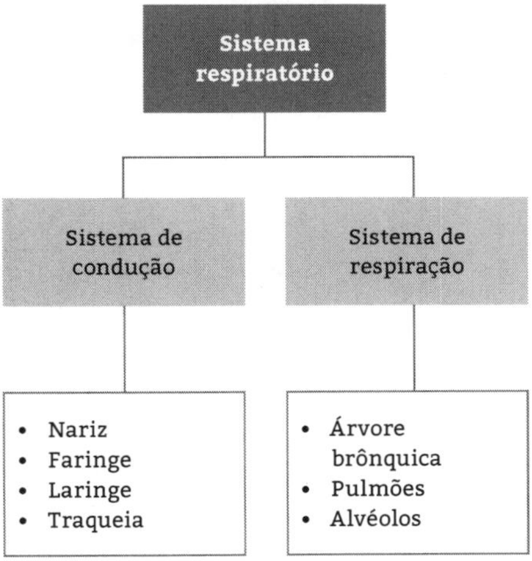

Tanto o sistema circulatório como o sistema respiratório trabalham em perfeita harmonia. Isto é, não existe a possibilidade de dissociá-los. Por exemplo, se um paciente sofre uma parada cardíaca, consequentemente enfrentará também uma parada respiratória, pois não haverá sague passando pelos pulmões para garantir que a hematose ocorra. Da mesma forma, se ocorrer uma parada respiratória, o funcionamento do sistema circulatório também será paralisado, uma vez que não há como ofertar sangue oxigenado a todo o sistema, causando uma sobrecarga (Hall, 2017; Costanzo, 2015; Barrett et al., 2014).

- Objetivos do capítulo:
  - compreender os principais mecanismos de hemodinâmica;
  - conhecer os principais mecanismos fisiológicos do ciclo cardíaco;
  - entender os potenciais de ação cardíacos, o músculo cardíaco e o débito cardíaco;
  - identificar os principais mecanismos fisiológicos do sistema respiratório.

- Palavras-chave:
  - Coração;
  - Troca gasosa;
  - Ciclo cardíaco;
  - Débito cardíaco;
  - Volume pulmonar;
  - Capacidades pulmonares.

4.1 Estrutura e função do sistema cardiovascular: coração, veias, artérias e sangue

Neste tópico, descrevemos as principais estruturas e funções fisiológicas relacionadas ao coração, às veias, às artérias e ao sangue.

4.1.1 Coração

O coração é reconhecido como uma bomba contrátil propulsora, cuja principal função é manter o sangue circulando por todo o sistema. Possui a forma de um cone truncado, apresentando dois átrios e dois ventrículos, septo interatrial, septo interventricular e septo átrio ventricular, valva tricúspide, valva bicúspide, cordas tendíneas e fortes músculos papilares, que são projeções de sua camada interna, o endocárdio. Para garantir que todo o sangue circule pelo sistema, o coração precisa de grandes veias e artérias, também chamadas de *grandes vasos* da base do coração: veia cava superior, veia cava inferior, artéria tronco pulmonar, artérias pulmonares, veias pulmonares e artéria aorta, conforme exposto na Figura 4.4.

O coração precisa funcionar de forma a manter o débito cardíaco igual entre a parte direita (fluxo sanguíneo pulmonar) e a parte esquerda (fluxo sanguíneo sistêmico), garantindo a correta circulação do sangue a todos os órgãos, tecidos e células presentes no corpo humano (Hall, 2017; Costanzo, 2015; Barrett et al., 2014).

Figura 4.4 Estruturas internas e grandes vasos da base

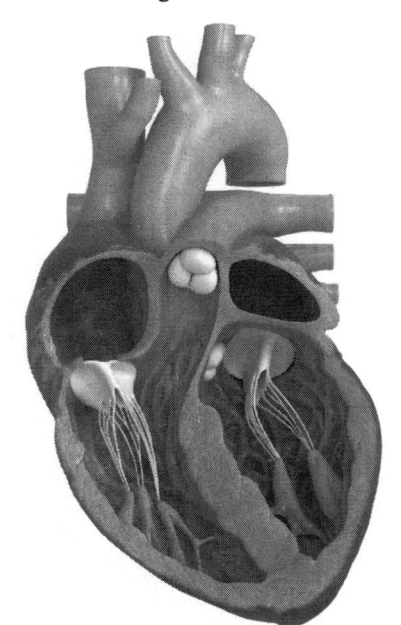

SciePro/Shutterstock

4.1.2 Veias e artérias

A principal função das veias e artérias é carrear o sangue por todo o corpo. As artérias levam sangue rico em oxigênio, e as veias, o sangue rico em dióxido de carbono. Suas estruturas são compostas por túnicas, ou seja, camadas: túnica íntima, túnica média e túnica adventícia. Ao todo, o corpo humano possui aproximadamente 80.500 km de vasos sanguíneos, sendo que veias e artérias são os principais – estão respectivamente representadas em azul e vermelho na Figura 4.5, a seguir (Hall, 2017; Costanzo, 2015; Barrett et al., 2014).

Figura 4.5 Veias e artérias

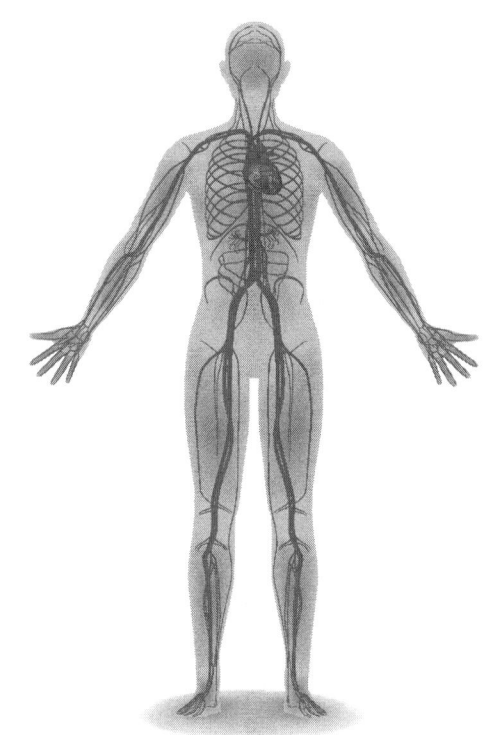

metamorworks/Shutterstock

Como informado, a principal função das artérias é carrear sangue rico em oxigênio por todo o sistema circulatório. Elas possuem paredes elásticas constituídas por músculo liso, e o sangue que circula em seu interior está sobre alta pressão – trata-se de um volume sanguíneo denominado *volume estressado*. A principal e maior artéria presente no corpo humano é a aorta, e a pressão do sangue que passa por ela é de aproximadamente 100 mmHg. As artérias são classificadas em grandes e elásticas, quando estão próximas ao coração. Na medida em que vão se distanciando do coração, diminuem seu calibre para artérias médias, artérias pequenas, arteríolas e, por fim, os capilares, menores ramos responsáveis por proporcionar a troca gasosa e de metabólitos entre os tecidos e a corrente sanguínea. As arteríolas são menores e possuem maior resistência; suas paredes são feitas de músculo liso, com fibras nervosas autônomas. Após as arteríolas encontram-se os capilares, onde ocorre a troca de nutrientes com o tecido (Hall, 2017; Costanzo, 2015; Barrett et al., 2014).

A reunião dos capilares sanguíneos dá origem às vênulas e às veias pequenas, bem como às veias médias e às veias grandes. A disposição das veias segue o padrão inverso das artérias. Logo, à medida que as veias se aproximam do coração, elas ficam maiores, ou seja, recebem a classificação de veias grandes (veia cava superior e veia cava inferior). Para cada uma das artérias, há duas veias, também conhecidas como *veias-satélites*. Isso ocorre para que o corpo consiga dar conta do mesmo volume de sangue, pois o sangue que percorre pelas veias está sob baixa pressão (também conhecido como volume de sangue *não estressado*) – a pressão do sangue que chega no átrio direito do coração através das veias cavas está aproximadamente em 4 mmHg. A respeito das diferenças apontadas entre veias e artérias, observe a Figura 4.6, a seguir (Hall, 2017; Costanzo, 2015; Barrett et al., 2014).

Figura 4.6 Diferença entre veias e artérias

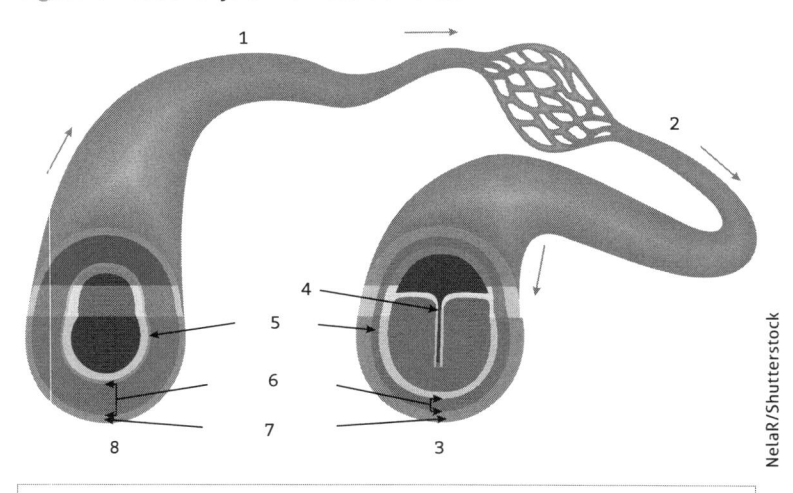

1. Arteríola
2. Vênula
3. Veia
4. Valva
5. Endotélio (túnica interna)
6. Músculo liso e fibras elásticas (túnica média)
7. Tecido conjuntivo (túnica externa)
8. Artéria

4.1.3 Sangue

A principal função fisiológica do sistema circulatório é garantir que o sangue chegue de forma adequada a todos os órgãos, tecidos e células do organismo. O corpo humano possui aproximadamente cinco litros de sangue, o qual é composto basicamente por plaquetas, células brancas, eritrócitos (hemácias) e plasma. Considerado como um tecido conjuntivo fluido, o sangue circula pelo corpo saindo do coração através das artérias e retorna ao mesmo órgão por meio das veias, formando um sistema fechado – isso significa que, obrigatoriamente, o sangue chega e sai do coração.

Ainda, o sangue transporta oxigênio, dióxido de carbono, nutrientes, produtos do metabolismo e hormônios, além de ser responsável pelo mecanismo de cascata de coagulação. Também, possui atividades de defesa que ocorrem através das células da linhagem branca. A maior parte do volume sanguíneo corresponde ao líquido extracelular, isto é, ao plasma, que representa aproximadamente 55% do volume sanguíneo. A outra parte se refere às hemácias, às plaquetas e às células de defesa, também conhecidas como células brancas (neutrófilos, eosinófilos, linfócitos, basófilos e monócitos) (Figura 4.7) (Hall, 2017; Costanzo, 2015; Barrett et al., 2014).

Figura 4.7 Células sanguíneas

Glóbulos vermelhos   Plaquetas   Glóbulos brancos

joshya/Shutterstock

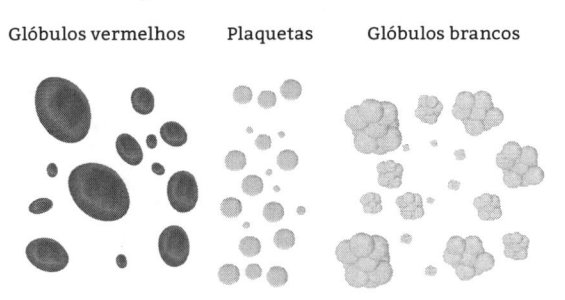

A coagulação do sangue diz respeito a um mecanismo de defesa do corpo humano ante as agressões que possam, de alguma forma, proporcionar o rompimento de um vaso sanguíneo. Assim, no fluxo sanguíneo normal estão presentes os eritrócitos, os leucócitos, as plaquetas, os macrófagos, o eosinófilo, a plasmina, o fibrinogênio, bem como os fatores intrínsecos, extrínsecos e de via comum. Todos estes, juntos, são chamados de *fatores de coagulação sanguínea* (Hall, 2017; Costanzo, 2015; Barrett et al., 2014).

Quando ocorre o rompimento de um vaso sanguíneo, a cascata de coagulação é acionada. À medida que começa a ocorrer a perda de sangue para o meio externo, as plaquetas passam a se aderir à parede do vaso no local lesionado, como uma forma de proteger o organismo (como se formassem uma espécie de tampa) – ou seja, a lesão vascular induz a agregação plaquetária. Na sequência, dando início ao processo de hemostasia, as plaquetas se unem ao fibrinogênio. Essa imobilização atrai para o local da lesão os fatores de coagulação (intrínseco, extrínseco e de via comum), os quais transformam o fibrinogênio em um polímero de fibrina, por meio de processos bioquímicos específicos. Aproximadamente entre 24 e 48 horas após a lesão acontecer, moléculas de plasmina são atraídas pela fibrina e destroem a rede de fibrina, por meio de um processo chamado de *fibrinólise*. Na sequência, os produtos de degradação da fibrina são removidos das células sanguíneas pelas células de defesa presentes na corrente sanguínea.

Essa é a descrição fisiológica da cascata de coagulação. Caso você tenha um interesse maior no assunto, deve buscar informações em um livro de bioquímica, que certamente apresentará outros aspectos relacionados aos mecanismos que permeiam esse processo fisiológico (Hall, 2017; Costanzo, 2015; Barrett et al., 2014).

4.2 Eletrofisiologia cardíaca

A eletrofisiologia cardíaca se baseia nos principais movimentos realizados pelo coração: sístole (contração) e diástole (relaxamento). Esse órgão é inervado pelo sistema nervoso autônomo (SNA), que recebe a ação do sistema parassimpático, responsável por desacelerar a frequência cardíaca e diminuir a força de contração, e do sistema simpático, que aumenta a frequência cardíaca e a força de contração. Os mecanismos autonômicos cardíacos mantêm uma frequência de aproximadamente 100 batimentos por minuto (bpm), porém, em repouso, chegam a aproximadamente 72 bpm (Hall, 2017; Costanzo, 2015; Barrett et al., 2014).

O músculo cardíaco é dividido em duas partes: um miocárdio contrátil, ao qual cabe a função de realizar os mecanismos de sístole e diástole, e o miocárdio especializado em condução elétrica, que possui células excitáveis capazes de transmitir a onda de despolarização do potencial de ação gerada no músculo através das câmaras cardíacas. Os impulsos elétricos do coração são originados no nó sinoatrial, também chamado de *marcapasso* do coração. Nesse nó, o potencial de ação é iniciado no músculo cardíaco; em seguida, o impulso elétrico se dirige ao nó atrioventricular e, na sequência, ao feixe atrioventricular, também conhecido como *feixe de His*. Nesse ponto, o impulso é propagado para os ventrículos por meio do sistema de Purkinje, o qual corresponde aos ramos dos feixes ventriculares direito e esquerdo (Figura 4.8) (Hall, 2017; Costanzo, 2015; Barrett et al., 2014).

A propagação do impulso elétrico iniciada no nó sinoatrial e deflagrada ao longo do músculo cardíaco gera o conhecido exame de eletrocardiograma (ECG), utilizado para avaliar o sistema de condução elétrica do coração, isto é, a propagação do potencial de ação (que estudamos no Capítulo 1) ao longo do músculo cardíaco (Hall, 2017; Costanzo, 2015; Barrett et al., 2014).

Figura 4.8 Sistema elétrico cardíaco

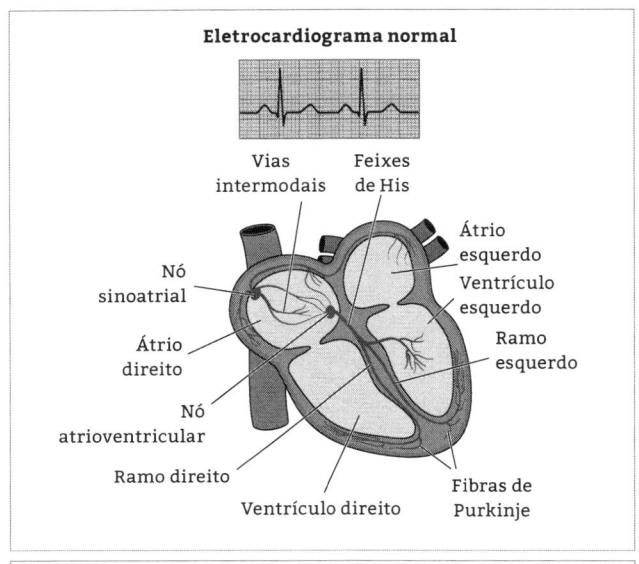

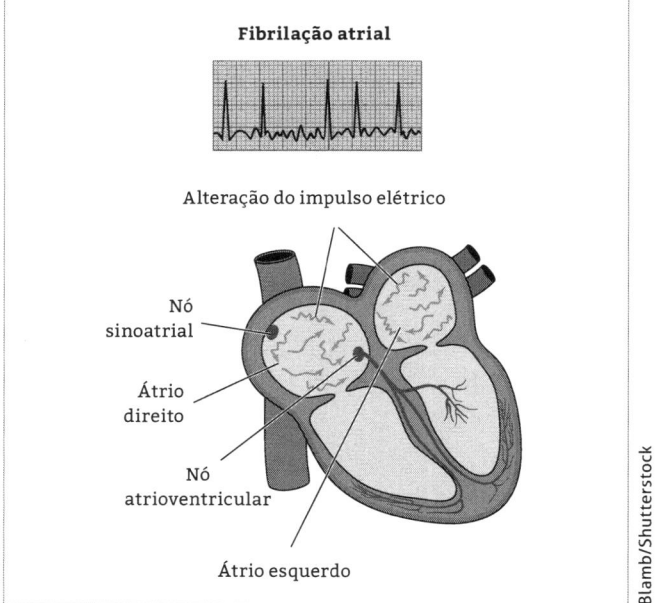

Eletrocardiograma normal

Vias intermodais
Feixes de His
Nó sinoatrial
Átrio direito
Átrio esquerdo
Ventrículo esquerdo
Ramo esquerdo
Nó atrioventricular
Ramo direito
Ventrículo direito
Fibras de Purkinje

Fibrilação atrial

Alteração do impulso elétrico
Nó sinoatrial
Átrio direito
Nó atrioventricular
Átrio esquerdo

Blamb/Shutterstock

A velocidade de condução elétrica no músculo cardíaco ocorre pela propagação da excitação em todo o tecido e depende da intensidade da corrente de influxo, que é maior no sistema de Purkinje e menor no nó atrioventricular. Existem três efeitos importantes que influenciam a eletrofisiologia cardíaca e que podem ser mais bem interpretados observando-se o Quadro 4.1 (Hall, 2017; Costanzo, 2015; Barrett et al., 2014).

Quadro 4.1 Efeitos cronotrópicos, dromotrópicos e inotrópicos

Efeito	Ação	Consequência
Cronotrópico	Modifica a frequência	Positivo – aumenta a frequência
		Negativo – diminui a frequência
Dromotrópico	Velocidade de condução	Positivo – aumenta a velocidade
		Negativo – diminui a velocidade
Inotrópico	Força de contração	Positivo – aumenta a contratilidade
		Negativo – diminui a contratilidade

Os efeitos cronotrópico, dromotrópico e inotrópico estão relacionados a mecanismos fisiológicos intrínsecos referentes à frequência, à velocidade e à força de contração do coração.

4.3 Ciclo cardíaco

O ciclo cardíaco faz menção direta aos mecanismos fisiológicos de circulação sistêmica (também chamada de *grande circulação*), pois o sangue rico em oxigênio é direcionado do coração para todas as células e tecidos do corpo e retorna ao órgão carreando sangue rico em dióxido de carbono, que vai ser direcionado aos pulmões para a hematose. Por outro lado, nesse processo, também devemos levar em consideração a circulação pulmonar, que compreende o sangue que sai do coração e chega aos pulmões, onde sofrerá a hematose e retornará para o coração com sangue rico em oxigênio. Ambas as circulações estão vinculadas, formando o ciclo cardíaco, correspondendo aos eventos fisiológicos relacionados ao início de cada batimento cardíaco, dando origem aos já citados movimentos de sístole e diástole.

O ciclo cardíaco tem início no átrio, mais precisamente no nó sinoatrial. Isso faz com que ocorra a contração do átrio, pois, à medida que o potencial elétrico se dirige até os ventrículos, o átrio se contrai. Os átrios sempre se contraem antes dos ventrículos. Nesse sentido, na sístole (contração) o sangue é ejetado para dentro dos ventrículos, e na diástole (relaxamento), esse órgão se enche de sangue. Os componentes do ciclo cardíaco estão expressos na Figura 4.9, a seguir (Hall, 2017; Costanzo, 2015; Barrett et al., 2014).

Figura 4.9 Componentes do ciclo cardíaco

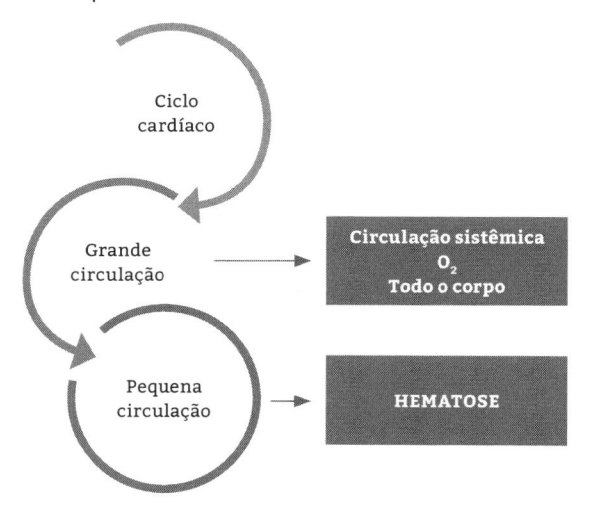

```
          Ciclo
         cardíaco
            ↓
                      → Circulação sistêmica
   Grande                      O₂
 circulação                Todo o corpo
            ↓
   Pequena
  circulação          →     HEMATOSE
```

O sangue é carreado através das veias cavas superior e inferior para o átrio. Aproximadamente 80% desse sangue flui diretamente para os ventrículos, mesmo sem ocorrer a contração atrial. Quando esta ocorre, ela representa os 20% faltantes para encher os ventrículos. Por isso, os átrios também recebem o nome de *bombas de escova*, pois melhoram a eficácia do enchimento dos ventrículos. Quando a pressão dos ventrículos aumenta, ocorre a sístole ventricular, e 70% do sangue é ejetado para as artérias do corpo – período de ejeção rápida –, ao passo que os 30% restantes são ejetados na sequência – período de ejeção lenta (Hall, 2017; Costanzo, 2015; Barrett et al., 2014).

Quando falamos em ciclo cardíaco, devemos considerar o esqueleto cardíaco, formado por uma massa contínua de tecido conjuntivo fibroso que circunda os óstios atrioventriculares e os óstios tronco pulmonar e aórtico. Nesse local, estão presentes a valva tronco pulmonar, a valva aorta, a valva bicúspide ou mitral e a valva tricúspide (Figura 4.10). O fechamento das valvas durante o ciclo cardíaco forma o que se entende por *bulhas cardíacas*. Assim, o fechamento das valvas atrioventriculares forma a primeira bulha, e o das valvas aorta e tronco pulmonar, a segunda bulha cardíaca. Ambas são auscultadas com o auxílio de um estetoscópio – os sons conhecidos popularmente como *"batidas do coração"* (Hall, 2017; Costanzo, 2015; Barrett et al., 2014).

Figura 4.10 Trabalho das valvas cardíacas

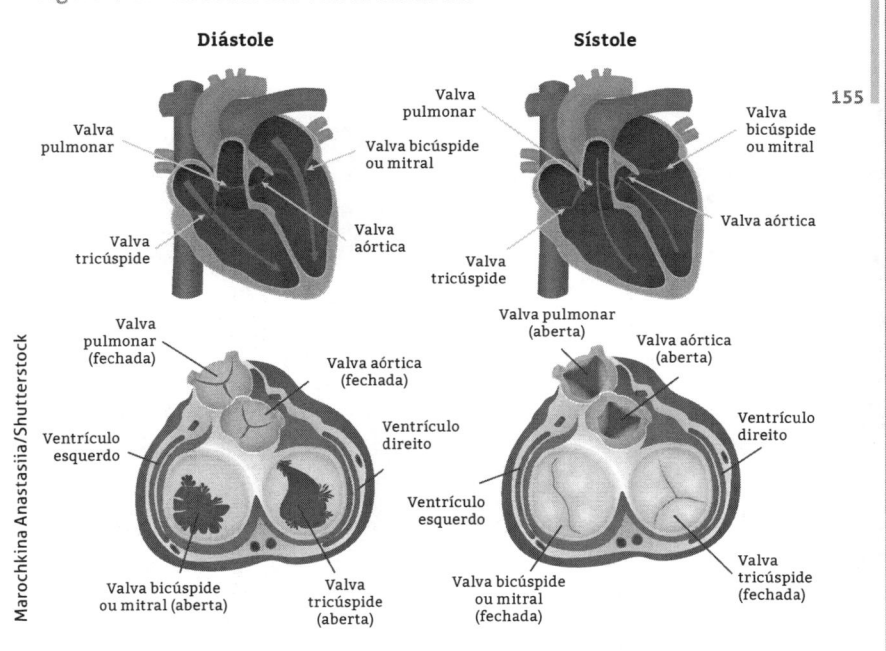

O controle da pressão arterial ocorre por dois mecanismos. Um desses mecanismos é de ação rápida, responsável pelo controle da pressão arterial minuto a minuto (também conhecido como *reflexo barorreceptor*, localizado no seio carotídeo). As etapas desse controle são, respectivamente: a queda da pressão arterial reduz o estiramento da concentração de sangue no seio carotídeo, que é extremamente sensível a variações da pressão arterial; diante disso, a queda da pressão produz respostas mais intensas, ou seja, a redução do estiramento diminui a frequência de descarga no seio carotídeo via tronco encefálico. Quando a pressão arterial média do indivíduo cai para valores abaixo de 100 mmHg, respostas autonômicas são deflagradas para elevar a pressão arterial. Isso promove um aumento da contratilidade e do volume sistólico, bem como da constrição das arteríolas, da constrição das veias e, por fim, da frequência cardíaca. Essa gama de efeitos fisiológicos acontece em milésimos de segundos. Por isso, esse tipo de controle da pressão arterial é denominado *mecanismo de ação rápida* (Hall, 2017; Costanzo, 2015; Barrett et al., 2014).

O outro mecanismo é conhecido como *mecanismo hormonal de ação lenta*, ou seja, o sistema renina-angiotensina-aldosterona promove o controle da pressão arterial a longo prazo, por meio do ajuste do volume sanguíneo (Hall, 2017; Costanzo, 2015; Barrett et al., 2014). Esse controle se dá pelas seguintes etapas: a queda de perfusão renal causa secreção de renina, que age catalisando a conversão de angiotensinogênio (proteína circulante de origem hepática) em angiotensina I no plasma; a enzima conversa desse processo, ou seja, conversora de angiotensina, é chamada de *ECA*, a qual catalisa a conversão da angiotensina I em angiotensina II. Atualmente, existem importantes medicações que incidem sobre o controle da pressão arterial, tais como os famosos inibidores da ECA, a exemplo do Capitopril e da Losartana. Simplificadamente, esses fármacos impedem a conversão das angiotensinas e, assim, reduzem a pressão arterial (Hall, 2017; Costanzo, 2015; Barrett et al., 2014).

A angiotensina II exerce quatro efeitos fisiológicos importantes no nosso organismo. O primeiro deles se refere ao fato de que ela estimula a síntese e a secreção de aldosterona pelo córtex das glândulas adrenais. Contudo, o hormônio aldosterona aumenta a reabsorção de Na^+ (sódio) pelo túbulo distal renal no néfron, aumentando, assim, o volume do líquido extracelular (LEC), o volume sanguíneo e, consequentemente, a pressão arterial.

O segundo efeito está relacionado ao aumento da troca de Na^+ e H^+ no túbulo contorcido proximal no néfron. Essa ação da angiotensina II está vinculada à causa do aumento direto da reabsorção de Na^+, complementando a estimulação indireta da reabsorção desse íon via aldosterona. Tal mecanismo causa a alcalose de contração.

O terceiro efeito diz respeito ao aumento da sede; por fim, o quarto e último efeito é a causa da vasoconstrição das arteríolas, aumentando a pressão arterial (Hall, 2017; Costanzo, 2015; Barrett et al., 2014).

Como esse mecanismo fisiológico é bastante complexo e envolve questões bioquímicas integradas, é importante você compreender que, se for hipertenso ou tiver algum familiar hipertenso, será extremamente significativo seguir as orientações dos profissionais de saúde, como médico e nutricionista. Quando esses profissionais mencionam que é necessário reduzir a ingestão de sódio (Na^+), é porque o corpo humano é adaptado para fazer a sua reabsorção no sistema urinário, por meio dos rins, especificamente dos néfrons. Porém, o corpo trabalha com o balanço da concentração desses íons. Assim, quanto mais íons de sódio estiverem presentes na corrente sanguínea, maiores concentrações de água serão necessárias para solubilizá-los. Então, a pressão arterial acaba aumentando em virtude da expansão do volume arterial. Por isso existe o mecanismo fisiológico chamado de *sistema renina-angiotensina-aldosterona*, que promove o controle da pressão arterial (Figura 4.11) a longo prazo, por meio do ajuste do volume sanguíneo (Hall, 2017; Costanzo, 2015; Barrett et al., 2014).

Figura 4.11 Controle da pressão arterial

```
                    Controle da pressão arterial
                   ┌────────────┴────────────┐
         Reflexo barorreceptor      Mecanismo renina-angiotensina-
              Ação rápida                   -aldosterona
                                             Ação lenta
```

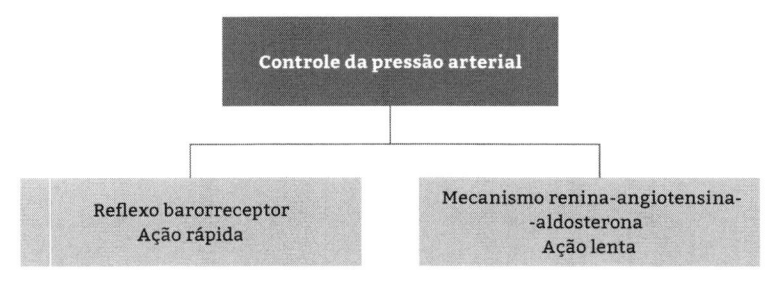

4.3.1 Débito cardíaco e frequência cardíaca

O sangue presente no corpo humano precisa estar em constante movimento. Essa dinâmica é necessária para garantir a chegada de sangue rico em oxigênio e nutrientes às células; porém, a indicação de que o sangue está saindo do coração e sendo carreado por todo o corpo se dá por meio do débito cardíaco (DC) (Figura 4.12), ou seja, da quantidade de sangue ejetada pelo ventrículo esquerdo durante um período específico de tempo – por exemplo, um minuto. Em homens saudáveis, o DC em repouso é de aproximadamente 5,6 L/minuto, diferentemente do que ocorre nas mulheres, em que esse valor pode chegar a 4,9 L/minuto (Hall, 2017; Costanzo, 2015; Barrett et al., 2014).

Figura 4.12 Controle do débito cardíaco

```
    Circulação
    periférica
        +          →     Controle do débito
                              cardíaco
     Retorno
     venoso
```

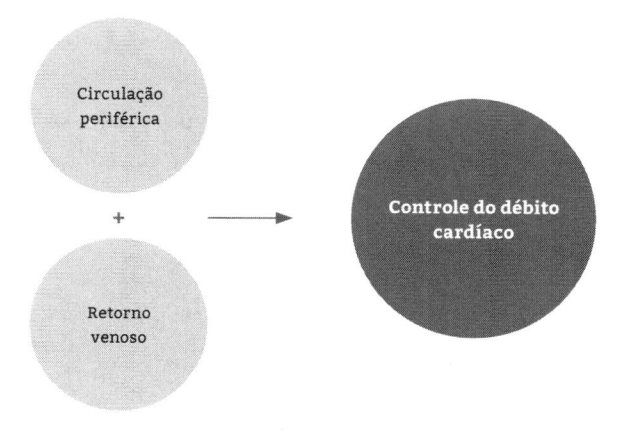

A frequência cardíaca e o volume sistólico são fatores fisiológicos que influenciam diretamente o débito cardíaco. Além disso, alterações fisiológicas que ocorrem no corpo humano, principalmente as de origem metabólica, também exercem influência direta sobre o DC. Em demandas específicas, a frequência cardíaca e o volume sistólico podem aumentar. Nesse sentido, qualquer alteração fisiológica que influencie em mudanças no volume sistólico (como retorno venoso, tempo de enchimento ventricular, contratilidade, regulação neural, regulação hormonal etc.) modificará o DC, assim como alterações na frequência cardíaca (como temperatura corporal, regulação neural, regulação hormonal etc.) (Hall, 2017; Costanzo, 2015; Barrett et al., 2014).

Os mecanismos fisiológicos intrínsecos que permeiam o controle do DC estão diretamente relacionados à homeostase do fluxo sanguíneo local, isto é, à interação dos fatores orgânicos e ao controle do fluxo sanguíneo local. Nesse sentido, um coração saudável pode ser influenciado por fatores intrínsecos, como a estimulação nervosa, mediante a ativação simpática e a inibição parassimpática. Tais ações proporcionam acréscimo da frequência e da contratilidade cardíaca. Por sua vez, a hipertrofia cardíaca aumenta a massa e, com efeito, a força contrátil. Ainda, fatores patológicos, como cardiopatias, hipóxia cardíaca e aumento da pressão arterial, contribuem para a diminuição da capacidade do coração de bombear sangue de forma adequada para todo o sistema (Hall, 2017; Costanzo, 2015; Barrett et al., 2014).

Durante a prática de exercícios físicos, o sistema muscular necessita de um grande aporte de nutrientes (oxigênio e glicose) para a realização da contração muscular. Diante dessa necessidade, as arteríolas musculares se relaxam para proporcionar e atender a essa demanda. Em contrapartida, o sistema nervoso, via mecanismos de *feedback* para manter a homeostase, aciona o sistema nervoso autônomo (SNA), que promove a constrição das veias maiores. Essas alterações estimulam a frequência e a contratilidade do coração, mantendo o sistema em equilíbrio (Hall, 2017; Costanzo, 2015; Barrett et al., 2014).

O aporte de sangue direcionado aos músculos durante o repouso é de, aproximadamente, 3 a 4 ml/min/100 g de músculo. Ao longo da prática de atividade física, esse aporte pode aumentar, chegando a valores aproximados de 100 a 200 ml/min/100 g de músculo. Isso favorece a irrigação sanguínea no músculo através dos capilares sanguíneos, que se dilatam, proporcionando um aumento da chegada de nutrientes para as células e os tecidos. A Figura 4.13, a seguir, ilustra didaticamente o mecanismo que envolve o fluxo sanguíneo no sistema muscular (Hall, 2017; Costanzo, 2015; Barrett et al., 2014).

Figura 4.13 Fluxo sanguíneo no sistema muscular

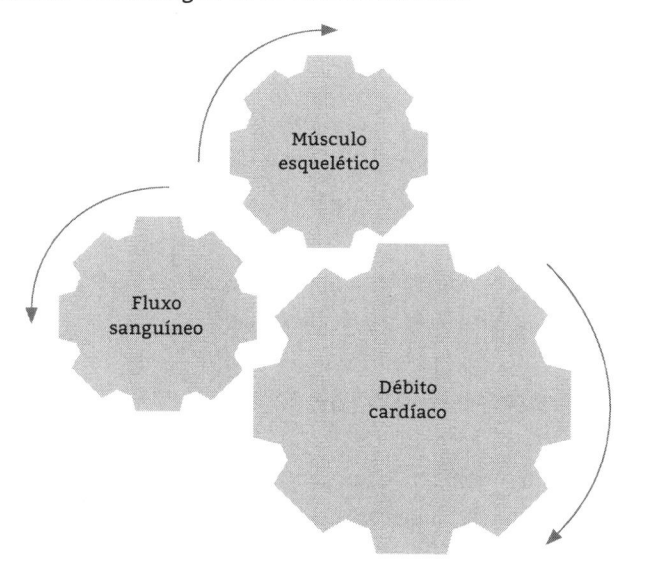

Durante a atividade física, com o aumento do consumo de oxigênio e de nutrientes pelo tecido muscular, as exigências metabólicas aumentam para a produção de energia. Contudo, com o objetivo de manter um aporte energético necessário, substâncias vasodilatadoras são liberadas para dilatar a arteríola local e garantir a chegada de nutrientes ao músculo. As principais substâncias responsáveis por promover essa dilatação arteriolar durante o exercício físico são a adenosina, os íons potássio, o trifosfato de adenosina (ATP), o ácido lático e o dióxido de carbono. Todavia, o controle do fluxo sanguíneo no músculo via sistema nervoso ocorre pela ação de nervos vasoconstritores simpáticos, por meio da norepinefrina. A seguir, na Figura 1.14, apresentamos um panorama geral dos reajustes circulatórios que promovem a melhoria do organismo tendo em vista a prática de exercícios físicos (Hall, 2017; Costanzo, 2015; Barrett et al., 2014).

Figura 4.14 Reajustes circulatórios: exercício físico

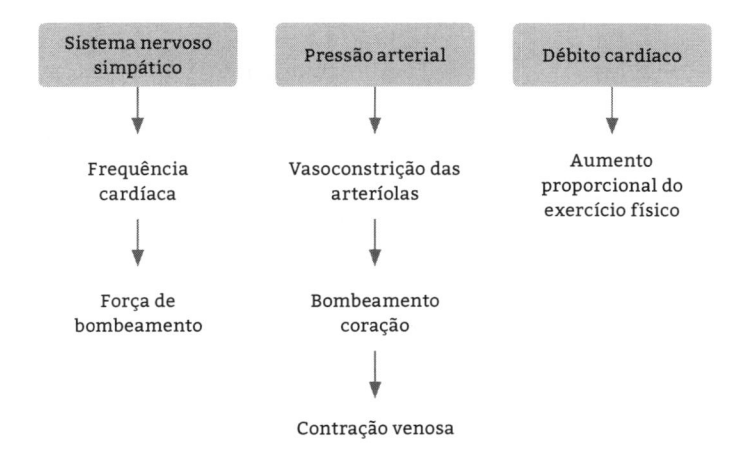

```
Sistema nervoso         Pressão arterial        Débito cardíaco
  simpático
       ↓                      ↓                       ↓
  Frequência            Vasoconstrição das        Aumento
   cardíaca                arteríolas          proporcional do
                                               exercício físico
       ↓                      ↓
   Força de               Bombeamento
 bombeamento                coração
                              ↓
                        Contração venosa
```

4.4 Volume, capacidade e frequência ventilatória pulmonar

A principal função do sistema respiratório é possibilitar a manutenção da vida, ou seja, promover a troca gasosa, proporcionando a oferta de oxigênio e a eliminação de dióxido de carbono. A função respiratória é mediada pela ventilação, com a chegada do ar da atmosfera aos pulmões, a perfusão, quando o sangue venoso chega aos capilares dos alvéolos, e a difusão, a hematose propriamente dita, que ocorre na membra alveolar. A troca gasosa é muito rápida – ocorre em aproximadamente 0,5 segundos.

O ar presente na atmosfera é composto por 21% de oxigênio, o suficiente para manter todos os mecanismos fisiológicos do corpo em perfeita homeostase. Os pulmões são os órgãos mais importantes, uma vez que agem na regulação do equilíbrio ácido-base. Nesse sentido, a respiração mantém o pH sanguíneo dentro dos limites normais, evitando o desenvolvimento de ácido ou de alcalose respiratória, provocada pelo excesso de dióxido de carbono na corrente sanguínea na forma de íons de bicarbonato (HCO_3^-). Sob essa ótica, para continuarmos nossos estudos, observe a seguir, na Figura 4.15, os componentes do sistema respisatório (Hall, 2017; Costanzo, 2015; Barrett et al., 2014).

Figura 4.15 Sistema respiratório

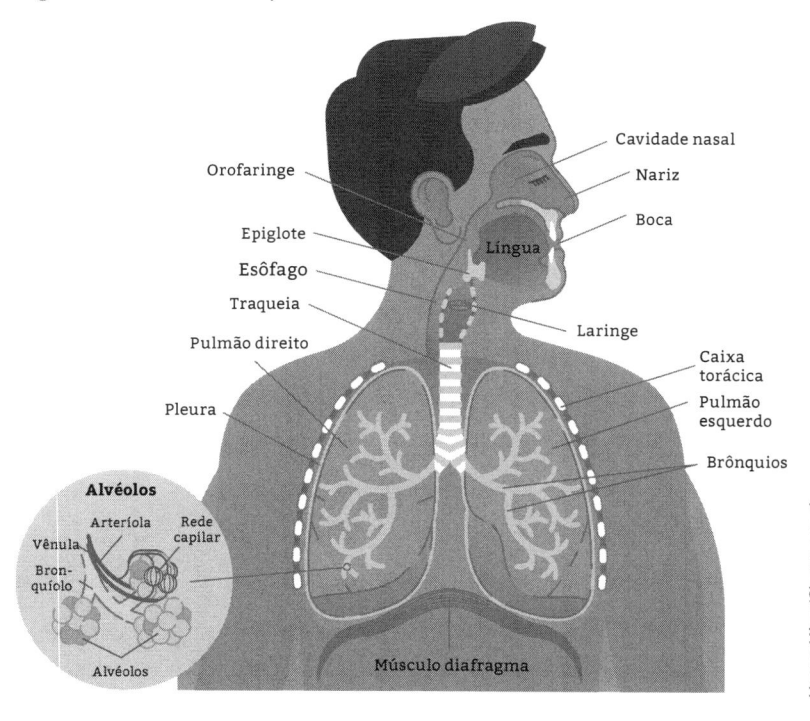

O volume da caixa torácica produz variação na pressão das vias respiratórias. Isso significa que dentro da caixa torácica a pressão é negativa. Essa condição faz com que o ar flua para dentro dos pulmões durante o mecanismo de inspiração (mecanismo ativo) e dirija-se para fora dos pulmões durante a expiração (mecanismo passivo). Os volumes de ar presentes nos pulmões em diferentes circunstâncias podem ser usados para mensurar a ventilação pulmonar e são chamados de *volumes pulmonares* (Quadro 4.2) (Hall, 2017; Costanzo, 2015; Barrett et al., 2014).

Quadro 4.2 Volumes pulmonares

Volume	Mecanismo
Volume corrente	Inspirado/expirado a cada incursão normal.
Volume de reserva inspiratório	Pode ser inspirado além do volume corrente. É utilizado na prática de exercícios físicos.
Volume de reserva expiratório	Pode ser expirado após a expiração do volume corrente.
Volume residual	Permanece nos pulmões após uma expiração máxima.

Nem todo o ar que entra nas vias aéreas participa da hematose. Assim, existe o volume de ar presente nas vias aéreas de condução (aproximadamente, 150 ml), conhecido como *espaço morto anatômico*, o ar que fica na laringe, na faringe, na traqueia etc. Logo, o volume de ar que está nos pulmões e que não entra nos alvéolos para participar da hematose é denominado *espaço morto fisiológico*. As capacidades pulmonares são mensuradas pela soma dos volumes pulmonares, conforme exposto no Quadro 4.3 (Hall, 2017; Costanzo, 2015; Barrett et al., 2014).

Quadro 4.3 Capacidades pulmonares

Capacidade	Soma
Capacidade inspiratória	Volume corrente + volume de reserva inspiratório.
Capacidade residual funcional	Volume de reserva expiratório + volume residual.
Capacidade vital	Volume corrente + volume de reserva inspiratório + volume de reserva expiratório.
Capacidade pulmonar total	Volume corrente + volume de reserva inspiratório + volume de reserva expiratório + volume residual.

Os músculos mais importantes envolvidos na mecânica da respiração são o músculo diafragma e os músculos intercostais externos e acessórios, envolvidos na inspiração. Normalmente, a expiração é passiva. Isto é, como o sistema relacionado ao pulmão e à parede torácica é elástico, ele retorna à posição de repouso após a inspiração, com o auxílio dos músculos abdominais e dos músculos intercostais internos. A unidade funcional dos pulmões são os alvéolos pulmonares (Figura 4.16), local onde ocorre o processo da hematose. Dentro dos alvéolos estão as células denominadas *pneumócitos do tipo II*, cuja principal função é produzir o líquido surfactante (fosfolipídio dipalmitoilfosfatidilcolina – DPPC), que evita o colapso dos alvéolos, pois diminui a tensão superficial existente. Assim, na medida em que o sangue chega nos capilares alveolares, o oxigênio se difunde do alvéolo para dentro da hemácia, ao mesmo tempo em que o dióxido de carbono se difunde do plasma sanguíneo para dentro do alvéolo (Hall, 2017; Costanzo, 2015; Barrett et al., 2014).

Figura 4.16 Alvéolo pulmonar

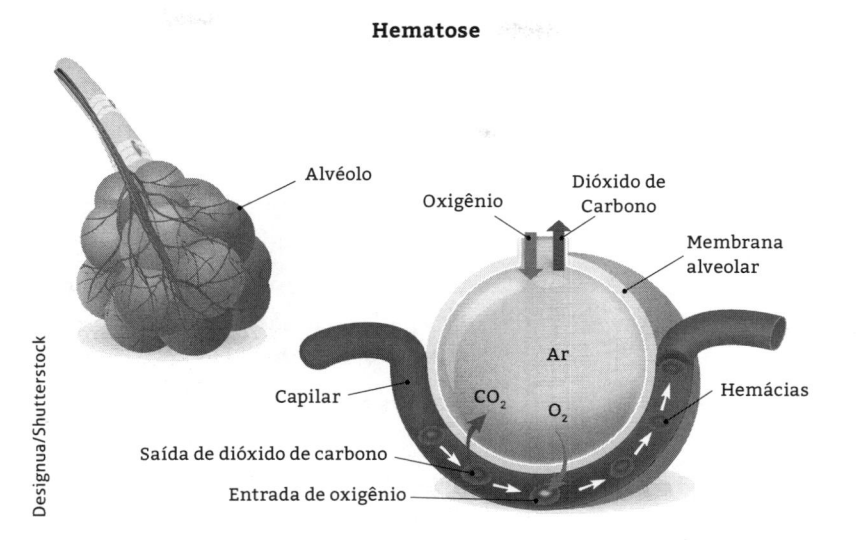

Hematose

Designua/Shutterstock

4.4.1 Controle da ventilação

Durante o repouso ou na prática do exercício físico, manter o controle da ventilação pulmonar é essencial para assegurar o equilíbrio da homeostase corporal, tendo em vista as concentrações ideais de O_2 e CO_2 circulantes no organismo, a fim de garantir que não aconteçam alterações no equilíbrio acidobásico (Hall, 2017; Costanzo, 2015; Barrett et al., 2014).

Sob essa ótica, um dos principais músculos do sistema respiratório é o diafragma, que executa as funções de inspiração, expiração, contração e relaxamento, tanto na respiração em repouso como durante o exercício físico. Porém, o controle desse músculo se dá por motoneurônios somáticos na medula espinhal. No SNC existe o bulbo, local onde se encontra o centro de controle respiratório e de onde parte toda a atividade neuronal motora (Hall, 2017; Costanzo, 2015; Barrett et al., 2014).

Vários estímulos podem deflagrar uma excitação no centro de controle respiratório, mas a estimulação do centro pode ocorrer por via neural, mediante estímulos aferentes ou eferentes do centro de controle respiratório, pelos neurônios excitados por estímulos que não são oriundos do sangue. Já o controle respiratório por via humoral, ou seja, transmitida pelo sangue, dá-se por meio do carreamento de substâncias químicas pela corrente sanguínea, as quais são direcionadas para quimiorreceptores especializados localizados no centro de controle respiratório, deflagrando um potencial de ação e enviando uma mensagem à medula espinhal (Hall, 2017; Costanzo, 2015; Barrett et al., 2014).

Os quimiorreceptores humorais são classificados como neurônios especializados em receber estímulos e responder a alterações que ocorrem no ambiente interno do corpo. No sistema respiratório, existem os quimiorreceptores centrais, localizados na medula espinhal, os quais captam alterações da concentração de PCO_2 e H^+. Qualquer alteração aciona o centro respiratório, aumentando a ventilação. Por sua vez, os quimiorreceptores periféricos se encontram no arco aórtico (ou *corpos aórticos*) e na bifurcação da artéria carótida comum, no seio carotídeo (ou *corpos carotídeos*). Ambos respondem a alterações na corrente sanguínea de concentrações de H^+, PCO_2, potássio e PO_2 (Hall, 2017; Costanzo, 2015; Barrett et al., 2014).

O controle ventilatório durante o exercício físico acontece por meio da estimulação neural oriunda dos centros cerebrais no SNC para o centro de controle respiratório. Contudo, informações sobre a PCO_2 arterial, juntamente com quimiorreceptores presentes nos músculos e nas articulações, atuam fazendo o ajuste fino da respiração perante alterações da taxa metabólica, mantendo, assim, o equilíbrio (Hall, 2017; Costanzo, 2015; Barrett et al., 2014).

4.5 Troca gasosa

O transporte de oxigênio pode tanto ocorrer dissolvido pelo plasma sanguíneo como ligado ao eritrócito pela molécula de hemoglobina. Essa molécula possui quatro subunidades, duas denominadas α_2 e duas chamadas de β_2, contém uma porção *heme* e a porfirina, porção na qual estão presentes o ferro e o ferroso (Fe^{2+}), conforme exposto na Figura 4.17.

O mecanismo de oxigenação da molécula de hemoglobina passa por quatro estágios, sendo que cada grupamento da molécula recebe uma molécula de oxigênio. Nesse sentido, quando acontece uma intoxicação por monóxido de carbono, isso se dá porque ele compete pelos locais de ligação do oxigênio na hemoglobina, já que a afinidade da hemoglobina pelo monóxido de carbono é aproximadamente 200 vezes maior que pelo oxigênio.

O monóxido de carbono ocupa os locais de ligação do oxigênio na hemoglobina, reduzindo assim o conteúdo de oxigênio no sangue. A deficiência de ferro causada pela anemia microcítica influencia a absorção de oxigênio, pois sem o ferro ele não consegue se aderir à molécula (Hall, 2017; Costanzo, 2015; Barrett et al., 2014).

Figura 4.17 Hemoglobina

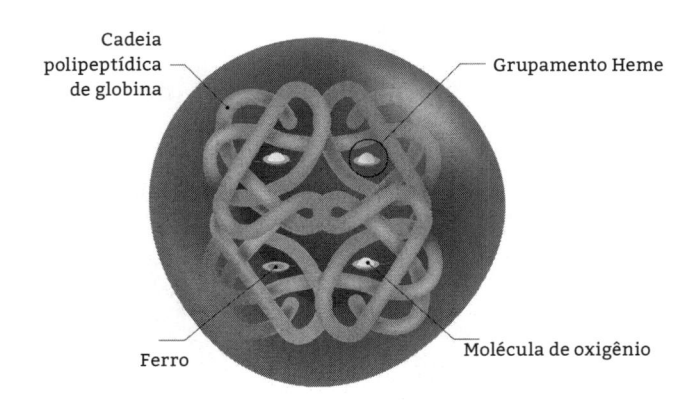

São três as formas pelas quais o transporte de dióxido de carbono é realizado no organismo: a) uma pequena quantidade de dióxido de carbono segue livre pela corrente sanguínea; b) uma pequena quantidade segue ligada à molécula de hemoglobina por meio da carbamino-hemoglobina; a maior parte, aproximadamente 90%, é transportada sob a forma de íons de bicarbonato (HCO_3^-).

O dióxido de carbono produzido nos tecidos é difundido para o plasma sanguíneo venoso, onde passa para dentro do eritrócito. Nessa hemácia, o dióxido de carbono (CO_2) se combina com a água (H_2O) para formar um ácido fraco (H_2CO_3). Essa reação é preconizada por uma enzima denominada *anidrase carbônica*. Logo, o ácido fraco se dissocia, formando íons de hidrogênio (H^+) e íons de bicarbonato (HCO_3^-). O bicarbonato deixa o eritrócito pela troca com o íon cloreto (Cl^-), ação conhecida como *desvio de cloreto*. Em seguida, os íons de bicarbonato são levados pela corrente sanguínea até os pulmões. Ao chegar até esses órgãos, todo o mecanismo ocorre inversamente, e o dióxido de carbono originado nos tecidos entra nos alvéolos pulmonares e é expirado, conforme ilustrado na Figura 4.18, que apresenta os mecanismos envolvidos no transporte de dióxido de carbono (Hall, 2017; Costanzo, 2015; Barrett et al., 2014).

Figura 4.18 Transporte de dióxido de carbono

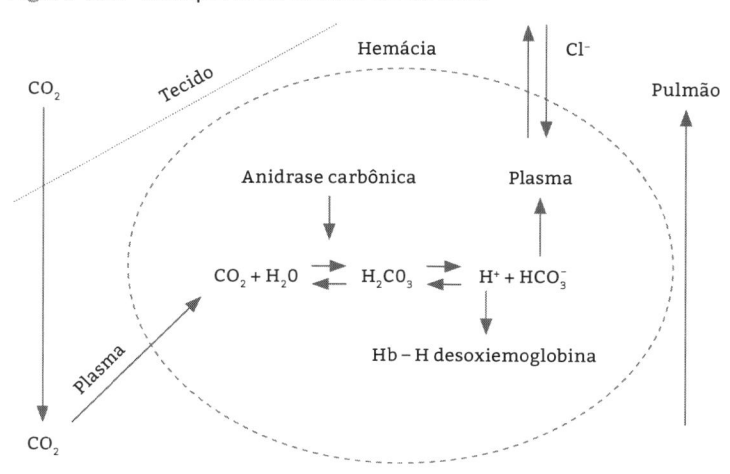

O controle da respiração por via aferente se dá por meio de informações sensoriais deflagradas pela concentração de dióxido de carbono, bem como pelo estiramento pulmonar e por agentes irritantes. A informação via eferente sai do tronco encefálico – centro de controle da respiração no SNC –, acionando os músculos respiratórios e o ciclo respiratório, necessários para manter a homeostase (Hall, 2017; Costanzo, 2015; Barrett et al., 2014).

4.5.1 Mecanismos fisiológicos da pressão de oxigênio em altas altitudes

A concentração de oxigênio (O_2) presente no ar corresponde a 21% da pressão barométrica total (pressão exercida pela camada de moléculas de ar) – os outros 79% são compostos por outros gases presentes na atmosfera. Na medida em que a pressão barométrica diminui, ela proporciona a redução da pressão parcial de oxigênio, conhecida como PO_2. Alterações nas concentrações desses principais gases (O_2 e CO_2) em diferentes altitudes podem influenciar diretamente o controle homeostático de um dos principais mecanismos fisiológicos presentes no corpo humano: a hematose, ou seja, a troca gasosa que ocorre nos alvéolos. Existem alterações fisiológicas de pressão que podem se dar ao nível do mar e em altas altitudes. Para esses dois mecanismos, o corpo necessita de adaptações fisiológicas específicas (a aclimatação) para manter o aporte de oxigênio a todas as células do corpo, bem como para eliminar dióxido de carbono (Hall, 2017; Costanzo, 2015; Barrett et al., 2014).

A saturação de O_2 em um indivíduo saudável em altitudes normais é de 90% em sangue arterial; porém, em altas altitudes, essa saturação cai rapidamente, podendo chegar a aproximadamente 70% ou, ainda, atingir níveis mais baixos. A diminuição brusca da concentração de oxigênio pode ocasionar algumas alterações fisiológicas importantes em indivíduos não aclimatados, as quais podem levá-los ao coma e à morte. Entre os efeitos mais observados relacionados à falta de oxigênio, podemos citar a confusão mental, que ocasiona alteração dos movimentos motores e da compreensão cognitiva e a perda de memória (Figura 4.19) (Hall, 2017; Costanzo, 2015; Barrett et al., 2014).

Figura 4.19 Efeitos agudos da hipoxia (diminuição de oxigênio)

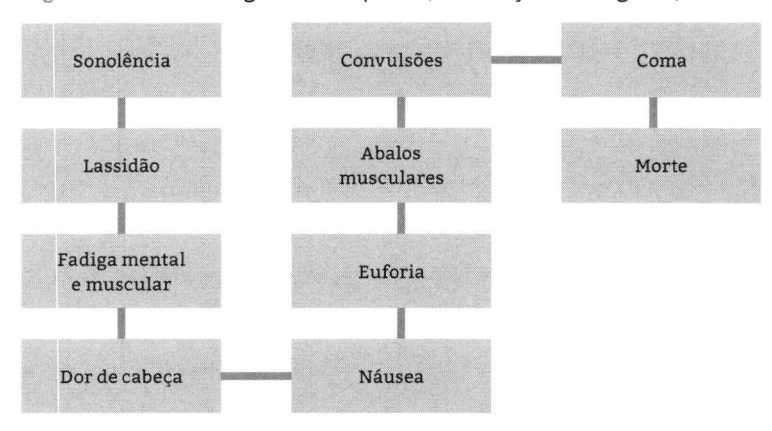

```
Sonolência            Convulsões ─── Coma
    │                     │
Lassidão              Abalos          Morte
                      musculares
    │                     │
Fadiga mental         Euforia
e muscular
    │                     │
Dor de cabeça ─────── Náusea
```

Na medida em que um indivíduo fica exposto a elevadas atitudes por certo período de tempo, a aclimatação começa a ocorrer. Nesse sentido, devemos ter em mente que alterações dessa natureza se dão desde o nível estrutural anatômico até o celular, com processos enzimáticos oxidativos a nível mitocondrial. Portanto, quanto mais tempo o sujeito estiver exposto, maior será a resposta de aclimatação e menor serão os efeitos deletérios ao corpo humano, permitindo que o indivíduo execute suas atividades diárias sem apresentar alterações fisiológicas severas (Hall, 2017; Costanzo, 2015; Barrett et al., 2014).

O processo de aclimatação acontece de forma gradativa. Por essa razão, não respeitar as alterações fisiológicas impostas ao corpo ante altas altitudes pode dar origem ao desenvolvimento de edema cerebral agudo ou edema pulmonar agudo, cujo desencadeamento pode ocorrer em virtude da hipoxia. Tais alterações podem ocorrer em algumas horas ou até dois dias após a exposição à altitude. Os efeitos fisiológicos relacionados à aclimatação estão expostos na Figura 4.20, a seguir (Hall, 2017; Costanzo, 2015; Barrett et al., 2014).

Figura 4.20 Efeitos fisiológicos da aclimatação

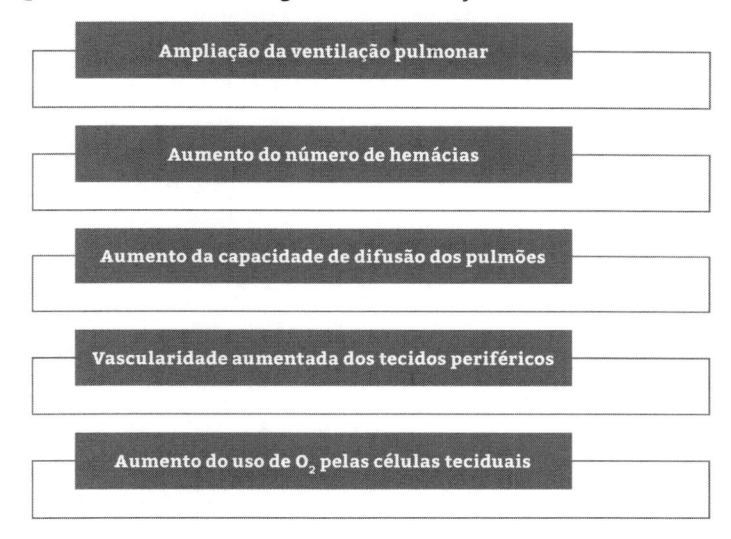

- Ampliação da ventilação pulmonar
- Aumento do número de hemácias
- Aumento da capacidade de difusão dos pulmões
- Vascularidade aumentada dos tecidos periféricos
- Aumento do uso de O_2 pelas células teciduais

4.5.2 Mecanismos fisiológicos da pressão de oxigênio no fundo do mar

A pressão de oxigênio é alterada em diferentes alturas. No mar, a mesma alteração ocorre conforme diferentes profundezas atingidas. Nesse cenário, a pressão aumenta à medida que o indivíduo desce mais fundo durante a prática de alguns esportes, como é o caso do mergulho. Fisiologicamente, há o aumento da pressão nos sistemas respiratório e circulatório, ocasionando o hiperbarismo. Essa alteração pode ser suportada e adaptada pelo organismo; no entanto, mudanças severas nas concentrações dos gases alveolares podem ser fatais, levando o indivíduo ao óbito (Hall, 2017; Costanzo, 2015; Barrett et al., 2014).

Além disso, é importante que, durante a prática do mergulho, o sujeito considere a pressão causada pelo peso do ar acima da água e a segunda atmosfera, ocasionada pelo peso da própria água. Nesse sentido, lembrar-se dos volumes e das capacidades pulmonares é importante para entender que o volume para o qual uma quantidade específica de gás é comprimida é inversamente proporcional à pressão. Isto é, para evitar problemas estruturais no sistema, como o colapso dos pulmões, o mergulhador (recorrendo ao exemplo desse esportista) precisará considerar a quantidade de ar que entrará no sistema respiratório, bem como a pressão com a qual esse ar adentrará as vias respiratórias (Figura 4.21) (Hall, 2017; Costanzo, 2015; Barrett et al., 2014).

Figura 4.21 Principais gases respirados durante o mergulho

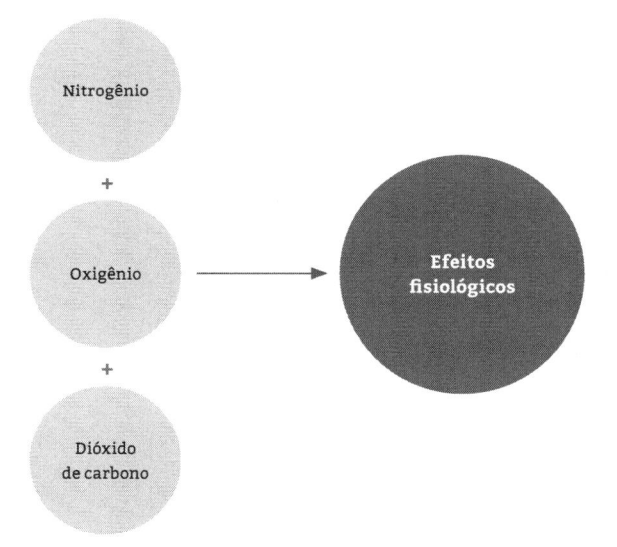

Nitrogênio
+
Oxigênio → Efeitos fisiológicos
+
Dióxido de carbono

O nitrogênio pode causar alguns efeitos fisiológicos severos quando é respirado em grandes quantidades, sendo que um dos efeitos mais conhecidos é a narcose. Dentro dos cilindros de mergulho, o nitrogênio está presente, juntamente com o oxigênio. Assim, quando o mergulhador passa mais de uma hora respirando esse ar comprimido, não é somente o oxigênio que está respirando, mas também o nitrogênio. Por isso, precisará considerar que seu corpo começará a apresentar sinais e sintomas da intoxicação por nitrogênio (ou seja, narcose) (Hall, 2017; Costanzo, 2015; Barrett et al., 2014).

O nitrogênio age diretamente nas membranas das células neurais, provocando alteração da condutância iônica através das membranas, alterando o potencial de ação e reduzindo a excitabilidade dos neurônios. Seus efeitos são semelhantes aos da intoxicação provocada pelo consumo elevado de álcool (Figura 4.22) (Hall, 2017; Costanzo, 2015; Barrett et al., 2014).

Figura 4.22 Efeitos da intoxicação por nitrogênio

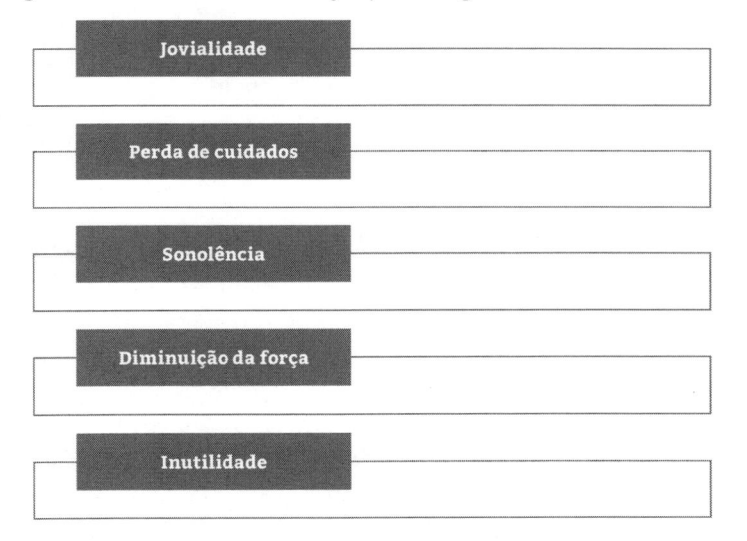

- Jovialidade
- Perda de cuidados
- Sonolência
- Diminuição da força
- Inutilidade

O nitrogênio presente dentro do cilindro é um gás que não será metabolizado pelo organismo humano e precisará ser removido do sistema. Porém, quando a remoção do nitrogênio não ocorre de forma adequada ou em um período de tempo delimitado, o mergulhador pode desenvolver a famosa doença da descompressão (Hall, 2017; Costanzo, 2015; Barrett et al., 2014).

Bolhas de nitrogênio podem se formar ao longo de todo o sistema circulatório, ocasionando a obstrução da passagem do sangue, dificultando a circulação e causando isquemia tecidual, fato que pode até mesmo causar a morte do tecido. Para evitar esse mecanismo, o mergulhador deve atentar para os períodos adequados de descompressão, que são calculados com base na profundidade atingida *versus* o tempo de exposição. Por exemplo, para uma hora no fundo do mar, são necessárias três horas de descompressão. As bolhas podem aparecer em minutos ou levar algumas horas para surgir (Hall, 2017; Costanzo, 2015; Barrett et al., 2014).

A maior parte dos indivíduos que apresentam a doença da descompressão desenvolve dores articulares e musculares. Ainda, uma pequena porcentagem evolui para problemas do sistema nervoso. Contudo, alguns podem manifestar edema pulmonar grave e evoluir para óbito, por conta de formações de bolhas nos capilares pulmonares (Hall, 2017; Costanzo, 2015; Barrett et al., 2014).

Como já explicitado, o corpo humano precisa estar em constante homeostase. Até mesmo em situações de estresse, seus mecanismos intrínsecos buscam manter o equilíbrio a todo custo. No entanto, quando o mergulhador fica muito tempo exposto a altas concentrações de oxigênio, ele fica sujeito à intoxicação causada por esse gás, mais comumente conhecida como *envenenamento do efeito agudo pelo oxigênio*, cujos efeitos estão descritos na Figura 4.23 (Hall, 2017; Costanzo, 2015; Barrett et al., 2014).

Figura 4.23 Efeitos da intoxicação por oxigênio

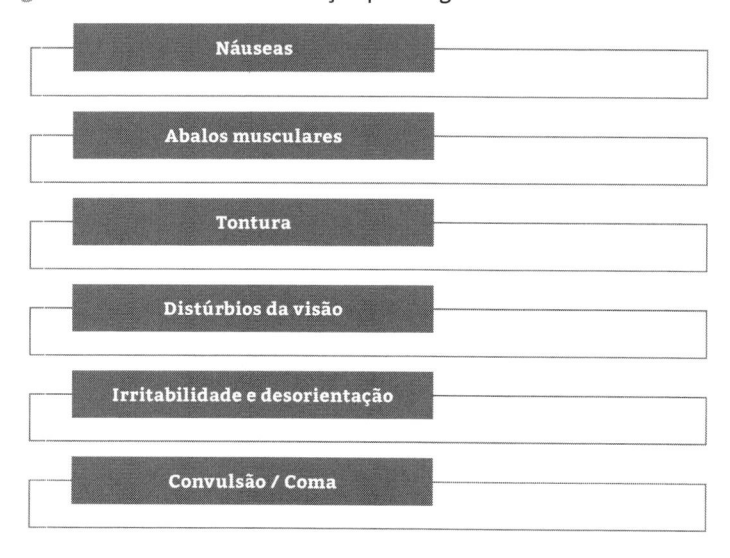

- Náuseas
- Abalos musculares
- Tontura
- Distúrbios da visão
- Irritabilidade e desorientação
- Convulsão / Coma

Em condições normais, o corpo humano utiliza o oxigênio e libera o dióxido de carbono por meio da hematose, sendo que o mesmo processo ocorre em grandes profundidades. Porém, nesse cenário, devemos levar em conta algumas questões estruturais do sistema respiratório, como o espaço morto anatômico, no qual pode ocorrer um acúmulo de dióxido de carbono, que pode retornar ao sistema respiratório e ser novamente inalado, provocando um desequilíbrio bioquímico que dá origem à acidose respiratória (Hall, 2017; Costanzo, 2015; Barrett et al., 2014).

Síntese

Ao longo deste capítulo, abordamos os principais mecanismos homeostáticos relacionados ao sistema circulatório, além das principais estruturas e funções do coração, a exemplo da bomba contrátil propulsora, bem como veias e artérias enquanto sistemas de carreamento do sangue. Também elucidamos os diversos mecanismos de controle do sistema respiratório, o principal centro de controle do equilíbrio ácido-básico do sangue, e sua principal função na hematose, ou seja, na oferta de oxigênio e remoção do dióxido de carbono. Ainda, ressaltamos a importância da conexão entre esses dois sistemas para manter o equilíbrio corporal: o sistema circulatório promovendo e garantindo a chegada do sangue rico em oxigênio a todas as células e tecidos do corpo; e o sistema respiratório proporcionando a oferta de oxigênio a todo o complexo, bem como o retorno do sangue rico em dióxido de carbono pelas veias e a troca gasosa nos alvéolos pulmonares. Por fim, apresentamos na Figura 4.24, a seguir, uma síntese dos conteúdos trabalhados no capítulo.

Figura 4.24 Relação entre os sistemas respiratório e circulatório

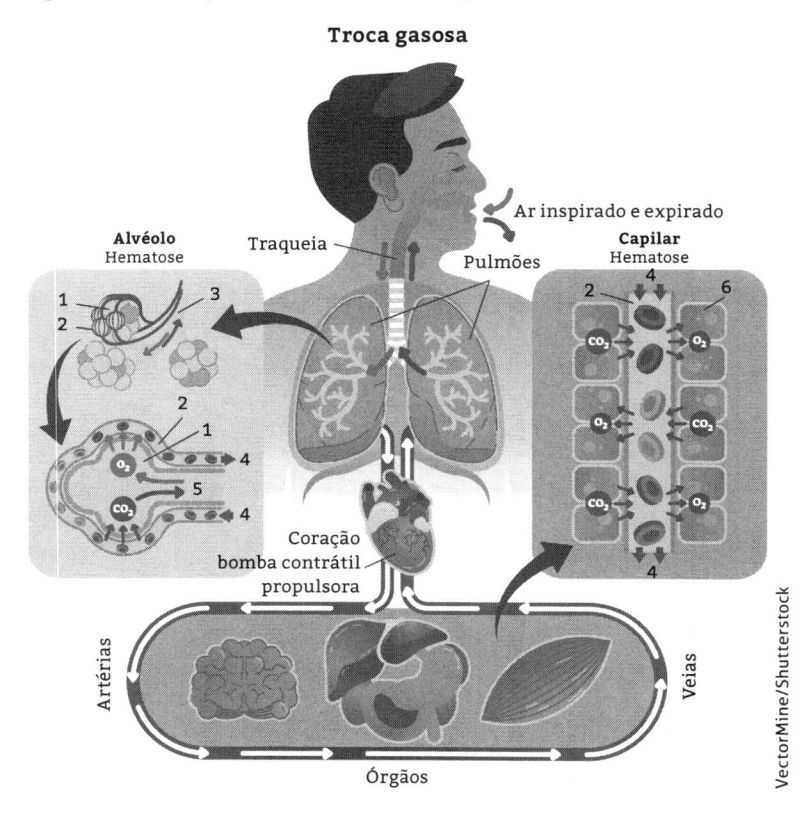

1. Alvéolo
2. Capilar
3. Bronquíolo
4. Fluxo sanguíneo
5. Troca de ar
6. Células

ııı Indicação cultural

Artigo

A hipertensão arterial sistêmica (HAS) é uma condição fisiopatológica clínica de cunho multifatorial capaz de desencadear elevados níveis da pressão arterial. Essa patologia está presente em 12% a 35% da população brasileira, a depender da região do país e do estilo de vida dos indivíduos. Contudo, a HAS pode ser controlada/prevenida por meio de exercício físico conforme a prescrição médica. Para compreender melhor essa patologia relacionada ao sistema cardiovascular, leia o artigo indicado a seguir.

> MARQUES, J. P. et al. A hipertensão arterial e o exercício físico: elementos para uma prescrição médica. **Revista Portuguesa de Medicina Geral e Familiar**, Lisboa, v. 31, p. 46-50, 2015. Disponível em: <http://www.scielo.mec.pt/scielo.php?script=sci_arttext&pid=S2182-51732015000100007>. Acesso em: 7 fev. 2020.

▪ *Atividades de autoavaliação*

1. Com relação às principais diferenças fisiológicas existentes entre artérias e veias e tomando como base o conteúdo deste capítulo, avalie as asserções a seguir e a relação proposta entre elas.

    I. As artérias possuem como principal função carrear sangue rico em oxigênio por todo o sistema circulatório. Além disso, elas contam com paredes elásticas constituídas por músculo liso e o sangue que circula pelo seu interior está sobre alta pressão. Trata-se de um volume sanguíneo denominado *volume não estressado*.

    Porque

    II. Para cada artéria, são necessárias duas veias, também chamadas de *veias-satélites*. Isso ocorre para que o corpo consiga dar conta do mesmo volume de sangue, pois o sangue que percorre pelas veias está sob baixa pressão (volume de sangue não estressado).

    A respeito dessas asserções, assinale a opção correta:

    a) As asserções I e II são verdadeiras, e a II é uma justificativa correta da I.
    b) As asserções I e II são verdadeiras, mas a II não é uma justificativa correta da I.

c) A asserção I é verdadeira, e a II é falsa.
d) A asserção I é falsa, e a II é verdadeira.
e) As asserções I e II são falsas.

2. O músculo cardíaco é dividido em duas partes: um miocárdio contrátil, responsável por realizar os mecanismos de sístole e diástole, e o miocárdio especializado em condução elétrica, que possui células excitáveis capazes de transmitir a onda de despolarização do potencial de ação gerado no músculo por meio das câmaras cardíacas. Sob essa ótica, assinale a seguir a alternativa que apresenta o local de origem dos impulsos elétricos do coração:

a) Artéria aorta.
b) Nó sinoatrial.
c) Feixes de His.
d) Nó atrioventricular.
e) Sistema de Purkinje.

3. Quando falamos em *ciclo cardíaco*, estamos nos referindo ao esqueleto cardíaco, formado por uma massa contínua de tecido conjuntivo fibroso que circunda os óstios atrioventriculares e os óstios tronco pulmonar e aórtico. Nesse local, estão presentes a valva tronco pulmonar, a valva aorta, a valva bicúspide ou mitral e a valva tricúspide. O fechamento das valvas durante o ciclo cardíaco forma o que se entende por *bulhas cardíacas*. Nesse sentido, indique a alternativa que contém as valvas responsáveis pela primeira bulha cardíaca:

a) Valva bicúspide e valva aorta.
b) Valva tricúspide e valva aorta.
c) Valva bicúspide e valva tricúspide.
d) Valva tronco pulmonar e valva aorta.
e) Valva tricúspide e valva tronco pulmonar.

4. A ventilação pulmonar pode ser medida pela determinação dos volumes de ar existentes nos pulmões em diferentes circunstâncias. Como se chama o volume de ar que permanece nos pulmões após uma expiração máxima?
   a) Volume residual.
   b) Volume corrente.
   c) Volume de reserva expiratório.
   d) Volume de reserva inspiratório.
   e) Volume de capacidade inspiratória.

5. O transporte de dióxido de carbono no corpo humano ocorre de três formas: uma pequena quantidade de dióxido de carbono segue livre pela corrente sanguínea; outra segue ligada à molécula de hemoglobina por meio da carbamino-hemoglobina; e a maior parte, aproximadamente 90%, é transportada sob a forma de íons. Que íons são estes relacionados à terceira forma de transporte de dióxido de carbono no organismo?
   a) H^+.
   b) Cl^-.
   c) CO_2.
   d) HCO_3^-.
   e) H_2CO_3.

Atividades de aprendizagem

Questões para reflexão

1. O artigo a seguir, indicado para leitura reflexiva nesta atividade, trata da influência da atividade física na composição corporal e nos valores espirométricos, relacionando esses indicadores com a função respiratória. Realize uma leitura reflexiva do presente artigo para a construção e a fundamentação do seu processo de aprendizagem e compare com os assuntos abordados ao longo deste capítulo.

PAULO, R. M. et al. Estudo da relação entre a atividade física e a função respiratória: análise da composição corporal e dos valores espirométricos de alunos portugueses e italianos. **Motricidade**, v. 11, n. 1, p. 3-13, 2015. Disponível em: <http://www.scielo.mec.pt/pdf/mot/v11n1/v11n1a02.pdf>. Acesso em: 19 maio 2020.

2. O artigo a seguir aborda as relações fisiológicas do exercício físico em altitudes ante baixa pressão parcial de oxigênio. Esse texto requer uma leitura reflexiva para desmistificar o conhecimento popular relacionado a essas alterações fisiológicas, além de consolidar e fundamentar o conhecimento científico sobre elas.

GRANJA, K. S. B.; NEVES, R. H. S.; CALLES, A. C. do N. Resposta fisiológica sobre o efeito da altitude no exercício: uma revisão. **Ciências Biológicas e da Saúde**, Maceió, v. 3, n. 3, p. 71-80, nov. 2016. Disponível em: <https://periodicos.set.edu.br/index.php/fitsbiosaude/article/view/3259/2013>. Acesso em: 19 maio 2020.

Atividade aplicada: prática

1. O artigo indicado a seguir aborda as alterações fisiológicas cardíacas durante o treino aeróbico. Com base nos conhecimentos adquiridos neste capítulo e na leitura atenta do artigo indicado, construa um mapa conceitual evidenciando os mecanismos fisiológicos cardíacos (efeitos cronotrópicos, dromotrópicos e inotrópicos) e o controle da frequência cardíaca via sistema nervoso autônomo. Essa atividade auxiliará você na compreensão dos mecanismos fisiológicos práticos que podem ser observados durante um treino aeróbico.

ALMEIDA, M. B.; ARAÚJO, C. G. S. Efeitos do treinamento aeróbico sobre a frequência cardíaca. **Revista Brasileira de Medicina do Esporte**, v. 9, n. 2, mar./abr. 2003. Disponível em: <http://www.scielo.br/pdf/rbme/v9n2/v9n2a06.pdf>. Acesso em: 7 fev. 2020.

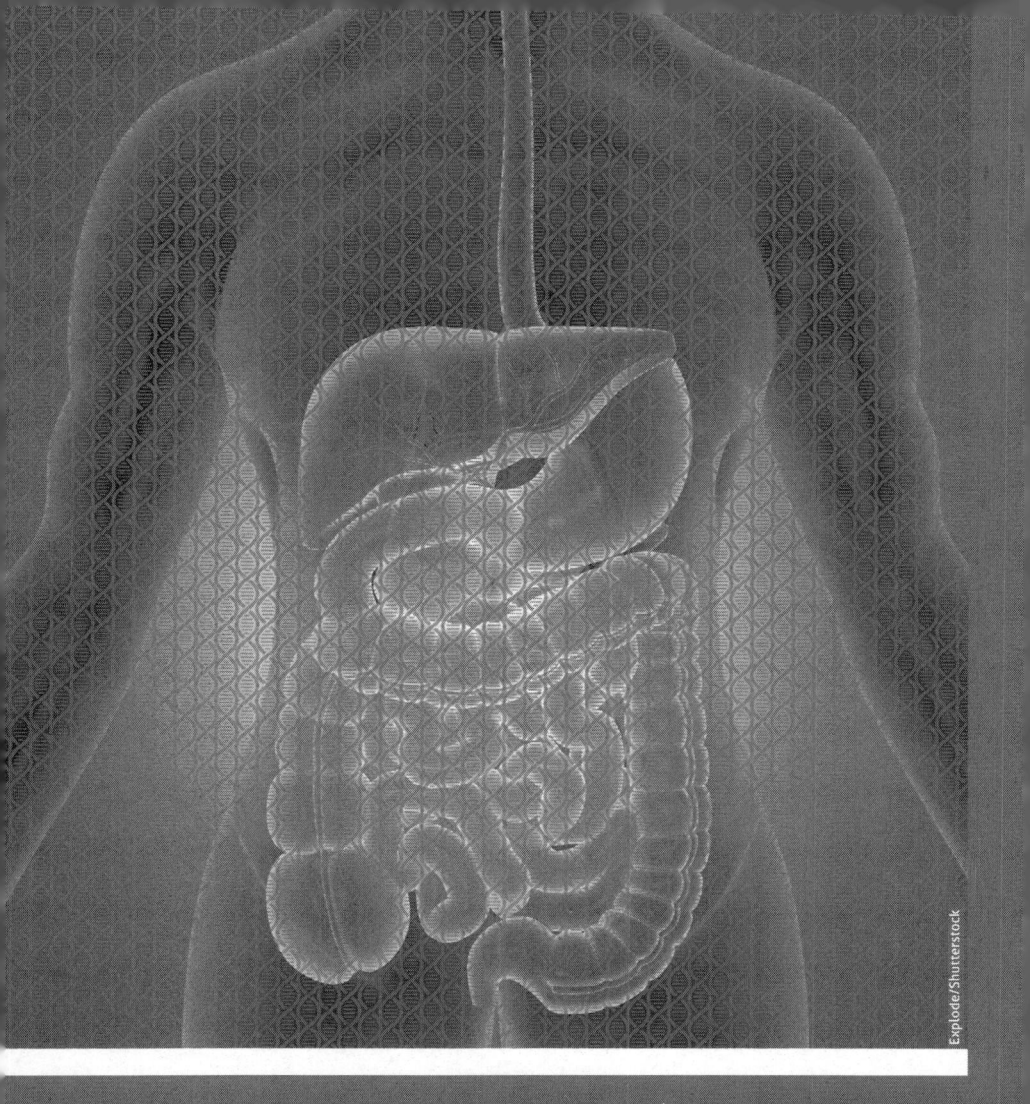

Capítulo 5

Fisiologia gastrintestinal

O sistema gastrintestinal é organizado em câmaras (Figura 5.1), sendo que cada câmara é responsável pela ação de mecanismos fisiológicos específicos para garantir os processos de digestão. A principal função desse sistema é manter a oferta constante de material nutritivo oriundo dos alimentos e do processamento destes. Para que essa homeostase aconteça, faz-se necessária uma interação entre os mecanismos do sistema nervoso central (SNC), com o hipotálamo recebendo os estímulos da alimentação, e os do sistema endócrino, com a hipófise liberando hormônios específicos que atuarão direta ou indiretamente no funcionamento do sistema gastrintestinal (Lima, 2015; Mourão Júnior; Abramov, 2011; Fox, 2007; Douglas, 2006).

Figura 5.1 Câmaras gastrintestinais

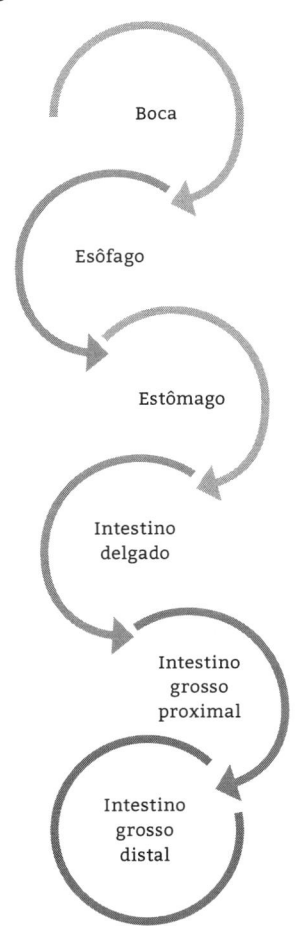

- Boca
- Esôfago
- Estômago
- Intestino delgado
- Intestino grosso proximal
- Intestino grosso distal

A ingestão alimentar se refere a um ato parcialmente voluntário desencadeado pela sensação consciente de fome, que impulsiona o indivíduo à busca de alimentos e, com efeito, à ingestão, conhecida como *captura do alimento* – fisiologicamente denominada *bromatossulipse*. Esse mecanismo de origem diencefálica se inicia no hipotálamo, o centro integrador dos mecanismos de fome e saciedade. A digestão é constituída por diferentes processos fisiológicos, classificados como mecanismos físicos, químicos e físicos-químicos, que proporcionam a degradação dos alimentos ao longo do trato gastrintestinal com o intuito de promover a absorção integral e completa dos nutrientes (Lima, 2015; Mourão Júnior; Abramov, 2011; Fox, 2007; Douglas, 2006).

O sistema gastrintestinal é formado por compartimentos digestórios formados por seis câmaras em série, dispostas em ordem cronológica, com um fluxo de entrada e outro de saída. O processo digestório ocorre gradualmente nos diversos compartimentos que compõem o sistema gastrintestinal. Assim, o conteúdo de um compartimento é transmitido a outro de forma regulada, conforme o grau de digestão relativo a cada segmento digestivo e à ação hormonal presente (Lima, 2015; Mourão Júnior; Abramov, 2011; Fox, 2007; Douglas, 2006).

- Objetivos do capítulo:
    - identificar os principais hormônios gastrintestinais;
    - compreender os principais mecanismos da digestão;
    - entender os principais mecanismos relacionados à absorção dos nutrientes;
    - conhecer os principais mecanismos fisiológicos de cada câmara gastrintestinal.
- Palavras-chave:
    - Digestão;
    - Absorção;
    - Sistema digestório;
    - Motilidade gástrica;
    - Secreção gastrintestinal;
    - Movimentos peristálticos.

5.1 Mecanismos fisiológicos da boca e do esôfago

Neste subcapítulo, abordaremos os principais mecanismos fisiológicos relacionados à boca e ao esôfago, bem como sua relação com todo o trato gastrintestinal.

5.1.1 Fisiologia da boca

A boca é considerada o primeiro compartimento digestório. Devido à sua complexidade funcional, desenvolve funções amplas, relacionadas com os padrões respiratório, condutal da fala, tegumentar e, o mais importante, o digestório, referente aos mecanismos gastrintestinais. No aparelho digestório, a boca desenvolve um papel ímpar no início do mecanismo digestivo, pois é a porta de entrada do alimento e sua função fisiológica primordial é a mastigação, seguida da secreção salivar, da deglutição e da sucção. O egresso do compartimento bucal é representado pelo bolo alimentar, após sofrer ação da mastigação e da saliva (Figura 5.2) (Lima, 2015; Mourão Júnior; Abramov, 2011; Fox, 2007; Douglas, 2006).

Figura 5.2 Ações fisiológicas que ocorrem na boca

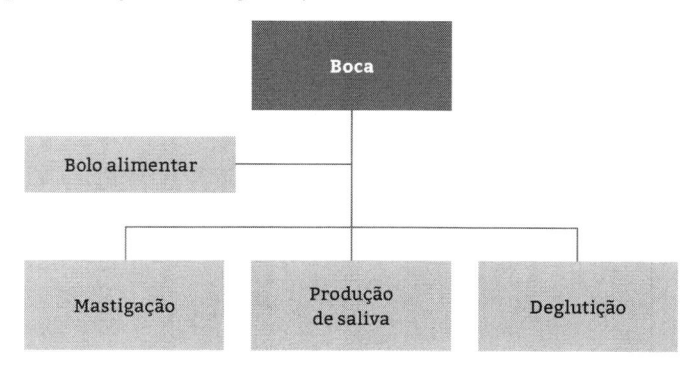

```
                    ┌──────────┐
                    │   Boca   │
                    └────┬─────┘
        ┌────────────────┤
┌───────────────┐        │
│ Bolo alimentar│        │
└───────────────┘        │
           ┌─────────────┼─────────────┐
    ┌──────────┐   ┌───────────┐   ┌──────────┐
    │Mastigação│   │ Produção  │   │Deglutição│
    │          │   │ de saliva │   │          │
    └──────────┘   └───────────┘   └──────────┘
```

A saliva é uma secreção exócrina de células especializadas, ou seja, das células salivares que formam as glândulas salivares. A boca possui três glândulas salivares importantes: a parótida, que produz uma secreção serosa rica em enzimas; a submandibular, que gera uma secreção mista em enzimas e muco; e a sublingual, cuja secreção é rica em muco, o que favorece a formação do bolo alimentar, bem como sua deglutição (Figura 5.3) (Lima, 2015; Mourão Júnior; Abramov, 2011; Fox, 2007; Douglas, 2006).

Figura 5.3 Glândulas salivares

1. Glândula sublingual
2. Glândula submandibular
3. Glândula parótida

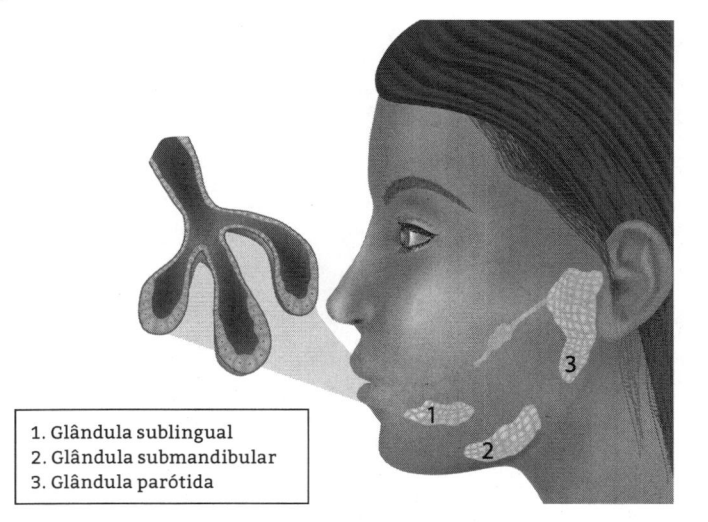

A secreção salivar é um mecanismo ativo que depende de gasto de energia, e sua produção ocorre contra um gradiente de pressão e um gradiente osmótico, bem como por meio do gasto de energia e do consumo de oxigênio. O volume de saliva secretada em condições normais é aproximadamente de 1 ml/minuto, e a produção desse volume depende de estímulos originados no sistema nervoso autônomo (SNA), por meio dos sistemas nervosos simpático e parassimpático. O pH salivar é ligeiramente ácido e gira, em média, em torno de 6,8 (Lima, 2015; Mourão Júnior; Abramov, 2011; Fox, 2007; Douglas, 2006).

A saliva possui diversos componentes inorgânicos, como cloreto, cálcio, potássio, sódio, fosfato e bicarbonato, além de múltiplos componentes orgânicos, como: mucina, que determina a secreção salivar mucosa; amilase, conhecida também como *ptialina*, que age na degradação de carboidrato; lipase salivar; lisozima; calicreína; e imunoglobulinas (Lima, 2015; Mourão Júnior; Abramov, 2011; Fox, 2007; Douglas, 2006).

5.1.2 Fisiologia do esôfago

Considerado o segundo compartimento digestório, o esôfago está envolvido no processo de condução do bolo alimentar formado na boca por meio da mastigação, o qual se dirige até o estômago através de movimentos peristálticos. O mecanismo fisiológico da deglutição é um tanto complexo, pois a faringe serve tanto à respiração como à deglutição, direcionando o alimento para o esôfago. Assim, para que a deglutição ocorra, é necessário que o esfíncter esofágico superior relaxe e permita a entrada do alimento no esôfago; na sequência, esse esfíncter se contrai para que não haja um refluxo do bolo alimentar para a faringe. Nesse sentido, movimentos peristálticos criam áreas de alta pressão atrás do bolo alimentar, movendo-o para baixo ao longo do esôfago. As ações fisiológicas relacionadas ao esôfago estão descritas na Figura 5.4, a seguir (Lima, 2015; Mourão Júnior; Abramov, 2011; Fox, 2007; Douglas, 2006).

Figura 5.4 Ações fisiológicas que ocorrem no esôfago

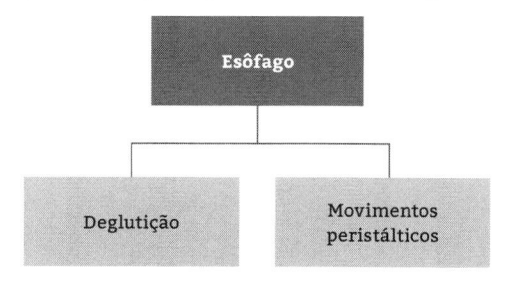

Na medida em que o bolo alimentar se aproxima da porção inferior do esôfago, o esfíncter esofágico inferior relaxa; contudo, esse relaxamento é mediado pelo nervo vago e por uma substância neuroendócrina, o peptídio intestinal vasoativo (VIP), cuja função é produzir o relaxamento da musculatura lisa. Assim, a região cefálica do estômago relaxa e possibilita a entrada do bolo alimentar em seu interior, e, na sequência, ocorre o fechamento do esfíncter esofágico (Figura 5.5) (Lima, 2015; Mourão Júnior; Abramov, 2011; Fox, 2007; Douglas, 2006).

Figura 5.5 Movimento peristáltico do esôfago

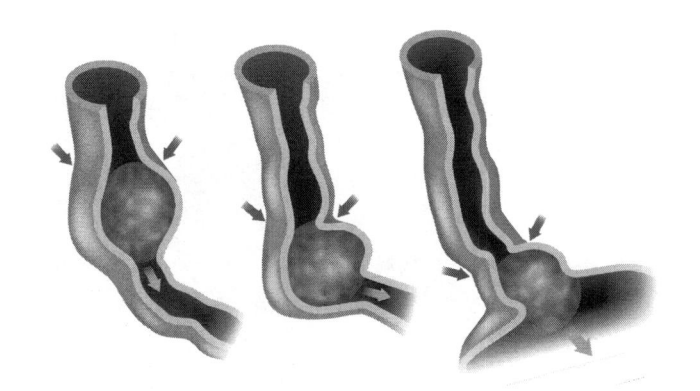

5.2 Mecanismos fisiológicos do estômago

O estômago é considerado o terceiro compartimento digestório e possui diversas funções motoras, a exemplo do armazenamento de grandes quantidades de alimentos até o momento em que eles estejam preparados para serem processados no intestino delgado. É no estômago que ocorre a transformação do bolo alimentar em quimo, pela ação do ácido clorídrico (HCL), através de fortes movimentos peristálticos. O estômago é lentamente esvaziado por meio de um processo regulado pela capacidade de recepção do intestino delgado – especificamente, no duodeno. Assim, à medida que o alimento entra no estômago, ocorre a distensão do fundo gástrico para a acomodação do bolo alimentar. Isso acontece pelo reflexo vagovagal, que reduz o tônus da parede muscular do estômago. A capacidade de relaxamento proporciona a entrada de aproximadamente 800 ml a 1,5 l de alimentos. Na Figura 5.6, a seguir, apresentamos as principais ações fisiológicas que acontecem nesse órgão (Lima, 2015; Mourão Júnior; Abramov, 2011; Fox, 2007; Douglas, 2006).

Figura 5.6 Principais ações fisiológicas que ocorrem no estômago

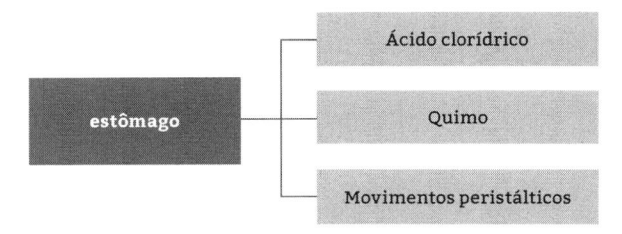

estômago
- Ácido clorídrico
- Quimo
- Movimentos peristálticos

Para o processo referente à mistura do bolo alimentar com o HCL e sua transformação em quimo, ocorrem fortes movimentos peristálticos no estômago, denominados *movimentos de retropulsão*, por meio dos quais ondas lentas despolarizam as células musculares lisas, gerando potenciais de ação seguidos de contração da musculatura lisa. Na sequência, ondas de contração fecham a porção distal do antro gástrico. Assim, a porção caudal do estômago se contrai e o bolo alimentar é lançado para ambas as direções do estômago, misturando-se com o HCL e sendo transformando em quimo.

O estômago ainda apresenta três tipos celulares importantes: as células parietais, situadas no corpo gástrico, que secretam o HCL; as células principais, responsáveis por secretar o pepsinogênio, cuja responsabilidade é dar início à digestão das proteínas presentes no quimo; e as células G, que estão presentes no antro gástrico e produzem o hormônio gastrina, que estimula a secreção de HCL e impede o esvaziamento gástrico (Figura 5.7) (Lima, 2015; Mourão Júnior; Abramov, 2011; Fox, 2007; Douglas, 2006).

Figura 5.7 Estômago e células gástricas

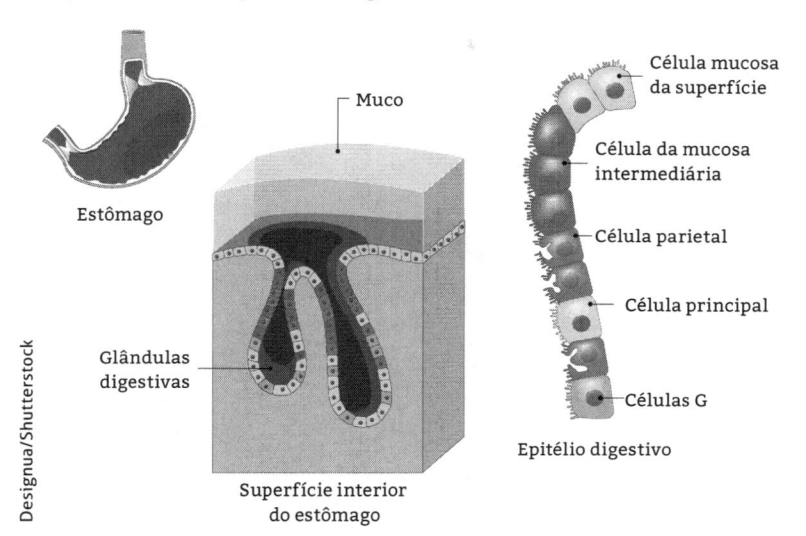

- Estômago
- Glândulas digestivas
- Muco
- Superfície interior do estômago
- Célula mucosa da superfície
- Célula da mucosa intermediária
- Célula parietal
- Célula principal
- Células G
- Epitélio digestivo

Designua/Shutterstock

O esvaziamento do estômago é acionado à medida que os movimentos peristálticos ocorrem e direcionam o quimo para o piloro. Assim, as ondas peristálticas promovem o impulsionamento do alimento ao longo do trato gastrintestinal. Quando o quimo é direcionado ao duodeno, este envia sinais pré-absortivos ao SNC, informando mecanismos de saciedade e inibindo o esvaziamento gástrico (Lima, 2015; Mourão Júnior; Abramov, 2011; Fox, 2007; Douglas, 2006).

5.3 Mecanismos fisiológicos do intestino delgado

O intestino delgado é considerado o quarto compartimento digestório e representa o maior segmento gastrintestinal, sendo o sítio da maior parte das atividades enzimáticas e onde ocorre toda a absorção de nutrientes provenientes da alimentação.

É considerado um tubo retorcido, de aproximadamente 5 m de comprimento, que se divide em três porções: duodeno, jejuno e íleo. Possui modificações em sua estrutura específica para promover a absorção dos nutrientes, a exemplo das pregas circulares, que são cristas transversas permanentes nas camadas mucosa e submucosa do intestino delgado com perto de 1 cm de altura. Essas estruturas têm a finalidade de aumentar a área de absorção, forçando o quimo a se mover em espiral, retardando o movimento e dando tempo para a absorção completa dos nutrientes. As vilosidades também estão presentes na mucosa do intestino delgado. Elas se referem a projeções da mucosa similares a "dedos" e conferem uma textura aveludada à superfície. O mecanismo fisiológico do intestino delgado está presente na Figura 5.8, a seguir (Lima, 2015; Mourão Júnior; Abramov, 2011; Fox, 2007; Douglas, 2006).

Figura 5.8 Ações fisiológicas no intestino delgado

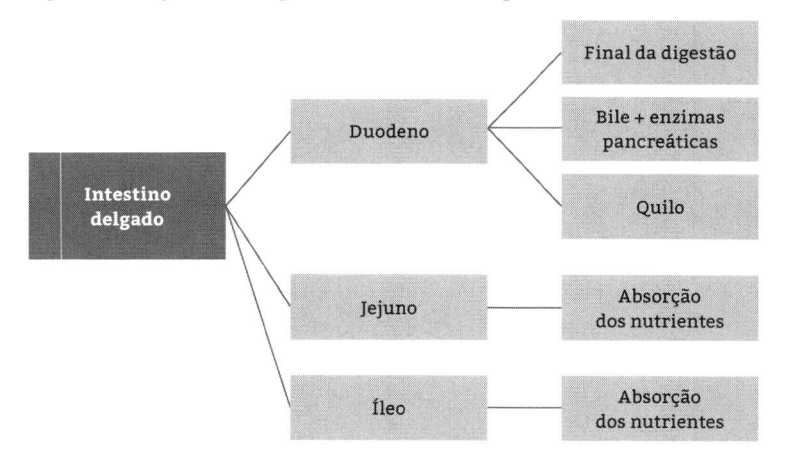

```
                            ┌─── Final da digestão
                   Duodeno ─┼─── Bile + enzimas pancreáticas
                            └─── Quilo
Intestino delgado ─┤
                   Jejuno ─── Absorção dos nutrientes
                   
                   Íleo   ─── Absorção dos nutrientes
```

As microvilosidades estão presentes nos enterócitos, ou seja, nas células absortivas do intestino delgado, especializadas em absorver os nutrientes. Para tanto, tais células possuem muitas mitocôndrias, pois necessitam de grande quantidade de energia. O intestino delgado também conta com células caliciformes, responsáveis por produzir o muco que lubrifica o quimo e protege a parede do intestino delgado contra as enzimas. Ainda, apresenta células enteroendócrinas, as quais secretam vários hormônios que sinalizam a vesícula biliar e o pâncreas para a liberação da bile e das enzimas digestivas no duodeno. As células epiteliais não diferenciadas, por sua vez, renovam o epitélio intestinal entre três e seis dias. Por fim, as células de Paneth estão presentes para produzir enzimas que destroem as bactérias, e as glândulas de Brunner secretam um muco alcalino rico em íons de bicarbonato no duodeno, para a proteção contra a ação do quimo ácido. Sua produção é de aproximadamente 50 ml por dia (Figura 5.9) (Lima, 2015; Mourão Júnior; Abramov, 2011; Fox, 2007; Douglas, 2006).

Figura 5.9 Intestino delgado – vilosidades e microvilosidades

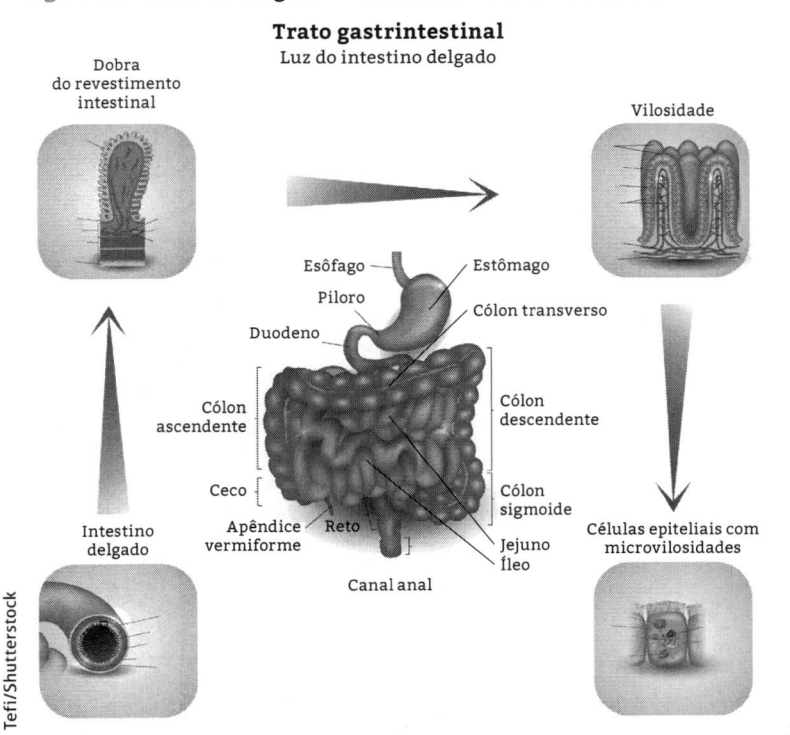

O intestino delgado possui uma camada serosa externa e uma camada muscular lisa, que se divide em musculatura longitudinal, musculatura circular e musculatura submucosa, as quais representam a sede das funções motoras do intestino delgado. Ondas peristálticas realizam o carreamento do quimo ao longo de todo o trato gastrintestinal. No intestino delgado existem as ondas segmentares que ocorrem na camada circular e promovem um estrangulamento do tubo intestinal. Tratam-se de ondas de curta duração, que não produzem o deslocamento do quimo, mas favorecem a mistura e o contato deste com as células intestinais para absorção. Na sequência, ondas não segmentares ou peristálticas produzem um movimento progressivo, ou seja, possuem função propulsiva do quimo ao longo do intestino (Lima, 2015; Mourão Júnior; Abramov, 2011; Fox, 2007; Douglas, 2006).

Diversos mecanismos fisiológicos ocorrem ao longo do intestino delgado e são regidos por controle hormonal: hormônios estimuladores *versus* hormônios depressores (Quadro 5.1) (Lima, 2015; Mourão Júnior; Abramov, 2011; Fox, 2007; Douglas, 2006).

Quadro 5.1 Hormônios intestinais

Hormônios	Ação
Secretina	Estimula a secreção das células do ducto pancreático para a produção de água e de íons de bicarbonato.
Colecistocinina (CCK)	Estimula a secreção das enzimas pancreáticas, bem como a contração da vesícula biliar.
Peptídeo insulinotrópico dependente de glicose (GIP)	Impede a secreção gástrica e a motilidade.
Motilina	Aumenta a motilidade.

Na primeira porção do intestino delgado (duodeno), duas secreções são vertidas para que ocorra a conversão do quimo em quilo e o final da digestão dos alimentos: a secreção pancreática e a secreção biliar. A secreção entérica pode ser considerada a terceira, porém, atua somente nos mecanismos relacionados à absorção, sendo produzida em grande volume – aproximadamente 3 L/dia, com pH entre 7,8 e 8,0. Ou seja, o líquido extracelular é puro e auxilia na absorção dos nutrientes por meio do enterócito (Lima, 2015; Mourão Júnior; Abramov, 2011; Fox, 2007; Douglas, 2006).

Já a secreção biliar é produzida no fígado, na árvore biliar, e armazenada na vesícula biliar. Possui duas funções importantes: emulsificar a gordura e promover a absorção dos produtos finais resultantes da digestão das gorduras. A bile serve como meio de excreção de diversos produtos do sangue, como a bilirrubina e o colesterol. Ela é formada por diferentes compostos químicos, como: os sais biliares, oriundos das células hepáticas; a bilirrubina, derivada da degradação da molécula de hemoglobina das hemácias; o colesterol, proveniente da dieta ou sintetizado pelas células que metabolizam a gordura, a lecitina e os eletrólitos presentes no plasma sanguíneo, como sódio e bicarbonato. A solução inicial é secretada pelas principais células do fígado, os hepatócitos, produzindo ácidos biliares e colesterol, os quais são vertidos nos canalículos biliares e, depois, percorrem até os ductos biliares. Em seguida, íons de sódio e bicarbonato são secretados com uma solução aquosa, com o objetivo de auxiliar na neutralização do quimo extremamente ácido oriundo do estômago. Esses mecanismos fisiológicos da secreção da bile são mediados pelo hormônio secretina (Figura 5.10) (Lima, 2015; Mourão Júnior; Abramov, 2011; Fox, 2007; Douglas, 2006).

Figura 5.10 Trato biliar

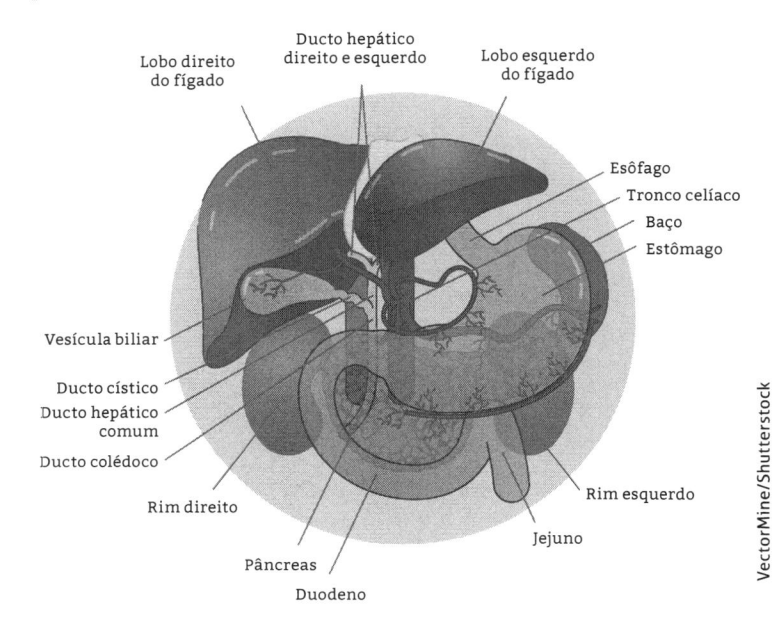

A bile é secretada continuamente pelas células hepáticas. Água, sódio e cloreto são reabsorvidos pela mucosa da vesícula biliar, concentrando os constituintes presentes na bile. Isso promove uma redução aproximada de 10% a 20% dessa concentração. Por dia, são armazenados perto de 50 ml de bile na vesícula biliar (Figura 5.11). Trinta minutos após uma refeição, contrações rítmicas da parede da vesícula biliar começam a ocorrer, provocando o relaxamento simultâneo do esfíncter de Oddi. Estímulos potentes para as contrações da vesícula biliar são o hormônio colecistocinina e sua liberação na corrente sanguínea, para a ação na vesícula biliar. Além disso, a presença do alimento no duodeno aciona fibras nervosas secretoras de acetilcolina via nervo vago e sistema nervoso entérico (Lima, 2015; Mourão Júnior; Abramov, 2011; Fox, 2007; Douglas, 2006).

Figura 5.11 Função da vesícula biliar

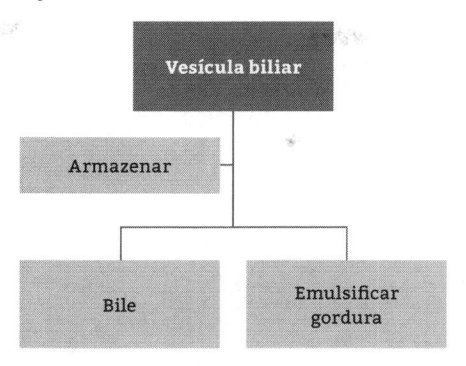

```
Vesícula biliar
    |
 Armazenar
    |
  ┌─┴─┐
 Bile  Emulsificar
       gordura
```

A secreção pancreática vertida no duodeno faz parte do pâncreas exócrino, cuja principal função é a produção das enzimas digestivas e de íons de bicarbonato para a neutralização do quimo ácido. A função endócrina do pâncreas está relacionada à produção dos hormônios insulina, glucagon e somatostatina.

As glândulas acinares no pâncreas (Figura 5.12) são células serosas que produzem, armazenam e secretam as enzimas digestivas sob a forma inativa. As principais enzimas são as que atuam na digestão de proteínas (como tripsina, quimiotripsina e carboxipolipeptidase), na digestão de carboidratos (como amilase pancreática) e na digestão de gorduras (pela lipase pancreática) (Lima, 2015; Mourão Júnior; Abramov, 2011; Fox, 2007; Douglas, 2006).

Figura 5.12 Pâncreas

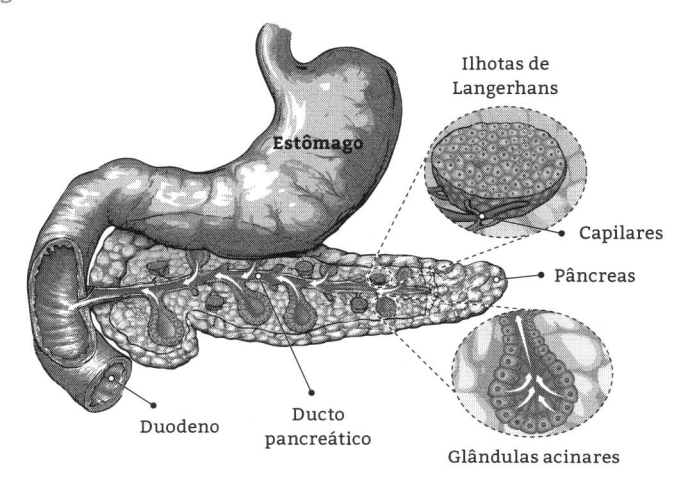

A secreção pancreática possui um volume diário de aproximadamente 1.200 ml/24 horas, além de pH alcalino no valor de 8,2. Sua produção exócrina pode ser dividida em secreção hidrelática, rica em água e íons de bicabornato para neutralizar o quimo ácido esvaziado pelo estômago no duodeno, e secreção ecbólica, rica em enzimas digestivas. Três estímulos importantes causam a secreção pancreática: a acetilcolina, via nervo vago, pelo mecanismo do sistema parassimpático; a colecistocinina, com a presença do alimento no duodeno; e a secretina, em virtude da presença do quimo ácido no duodeno, sendo esta a responsável por acionar a secreção hidrelática rica em íons de bicarbonato para neutralizar o quimo ácido (Lima, 2015; Mourão Júnior; Abramov, 2011; Fox, 2007; Douglas, 2006).

5.4 Mecanismos básicos de absorção de carboidratos, lipídios e proteínas

A absorção dos nutrientes (Figura 5.13) se inicia no intestino delgado, pela atividade das células do epitélio intestinal (enterócitos), e consiste no transporte das frações básicas dos nutrientes deslocados desde a luz intestinal, através da parede intestinal, até a circulação linfática e sanguínea.

A absorção dos nutrientes pelo intestino delgado compreende, por sua vez, três etapas primordiais. A primeira se refere à captação das moléculas de carboidrato, lipídio e proteína pela membrana luminal das células da mucosa intestinal; na sequência, ocorre o transporte dessas substâncias por toda a célula, desde seu extremo luminal até seu extremo basal; por fim, acontece o esvaziamento das substâncias absorvidas nas vias linfáticas e sanguíneas (Lima, 2015; Mourão Júnior; Abramov, 2011; Fox, 2007; Douglas, 2006).

Figura 5.13 Absorção de nutrientes

Diagrama da digestão

Luz intestinal — Corrente sanguínea

Celulose

Amido

Glicose

$CO_2 + H_2O$
Glicose

$CO_2 + H_2O$

Glicose

Enterócito
(células do intestino delgado)

udaix/Shutterstock

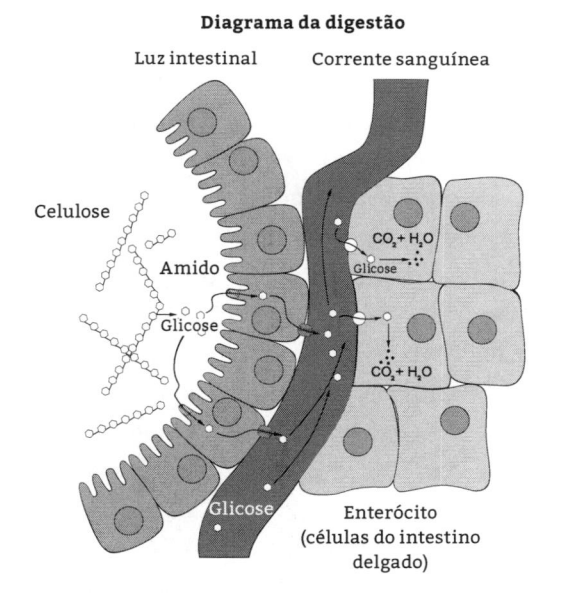

Contudo, a compreensão da absorção dos nutrientes oriundos da digestão demanda o entendimento dos principais mecanismos de transporte, como: a difusão simples, por meio da qual os nutrientes se difundem pela membrana celular; e a difusão facilitada, também conhecida como *difusão mediada por transportador*, em que a substância se difunde através da membrana celular usando uma proteína transportadora específica para auxiliá-la.

Já o transporte ativo pode ser dividido em primário e secundário. O transporte ativo primário é mediado pela energia derivada do trifosfato de adenosina (ATP); por sua vez, o transporte ativo secundário é ocasionado pelas diferentes concentrações iônicas entre os dois lados da membrana da célula, além de ser derivado do transporte ativo primário (Lima, 2015; Mourão Júnior; Abramov, 2011; Fox, 2007; Douglas, 2006).

A glicose e a galactose são transportadas da luz intestinal para as células por um cotransporte dependente de Na^+ na membrana luminal, via transporte ativo secundário. Ou seja, o Na^+ é transportado para fora da célula por transporte ativo primário. Nesse caso, fora da célula forma-se um gradiente de concentração dos íons Na^+, e a concentração interna fica muito baixa. O excesso de Na^+ fora da membrana do enterócito está sempre tentando se difundir para o interior. Sob condições apropriadas, essa energia de difusão pode transportar outras substâncias através da membrana celular, como é o caso da glicose (Lima, 2015; Mourão Júnior; Abramov, 2011; Fox, 2007; Douglas, 2006).

Os aminoácidos livres são transportados por cotransporte dependente de Na^+ na membrana luminal e por difusão facilitada para a corrente sanguínea. Já os dipeptídeos e tripeptídeos são transportados via cotransporte dependente de H^+ na membrana luminal. Dentro da célula, as peptidases citoplasmáticas hidrolisam em aminoácidos e seguem da célula para a corrente sanguínea via difusão facilitada. Os lipídios são degradados em micelas pelas lipases salivares, pelos ácidos biliares e pelas lipases pancreáticas. As micelas permitem o contato entre os produtos da digestão dos lipídios e a superfície absortiva das células. Ácidos graxos, monoglicerídeos e colesterol se difundem para dentro da célula. É dentro do enterócito que ocorre a digestão dos lipídios em moléculas menores, os quais são carreados para a corrente sanguínea via exocitose. Porém, os quilomícrons são muito grandes para entrar nos capilares sanguíneos e, então, são direcionados via vasos linfáticos, chegando aos ductos torácicos linfáticos e, por fim, à corrente sanguínea (Lima, 2015; Mourão Júnior; Abramov, 2011; Fox, 2007; Douglas, 2006).

5.5 Mecanismos fisiológicos do intestino grosso

O intestino grosso (Figura 5.14) é considerado o quinto e sexto compartimento do trato gastrintestinal. Sua primeira porção é delimitada até a parte medial do cólon transverso e forma o intestino grosso proximal. Nessa câmara, o conteúdo intestinal é transformado em fezes pela desidratação que sofre devido à absorção da água, restando apenas um conteúdo hídrico de 200 a 250 ml/dia. Esse compartimento é capaz de absorver, em média, de 5 a 8 litros de água e eletrólitos por dia. Já a segunda porção é denominada *intestino grosso distal* e sua função é armazenar as fezes até a evacuação periódica pelo reflexo da defecação (Lima, 2015; Mourão Júnior; Abramov, 2011; Fox, 2007; Douglas, 2006).

Figura 5.14 Anatomia do intestino grosso

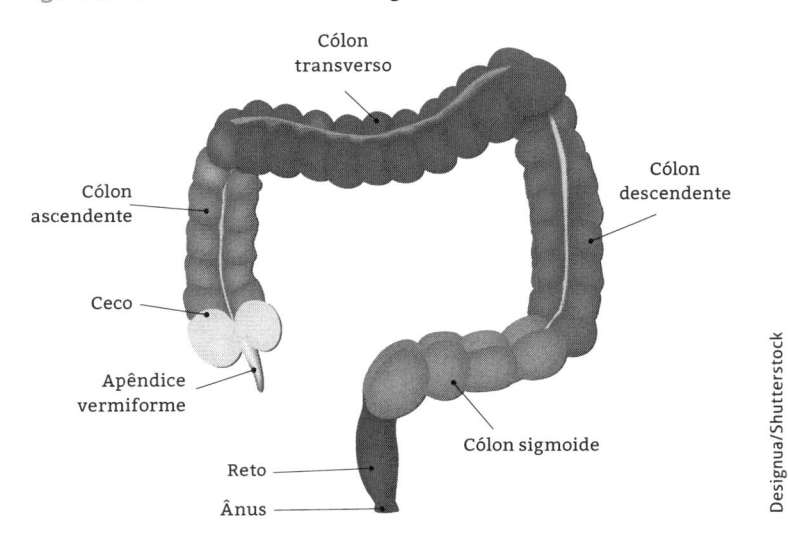

- Cólon transverso
- Cólon ascendente
- Cólon descendente
- Ceco
- Apêndice vermiforme
- Cólon sigmoide
- Reto
- Ânus

Designua/Shutterstock

O intestino grosso possui um epitélio mucoso, com células caliciformes, que produzem grande quantidade de muco lubrificante, e células absortivas (colonócitos), que absorvem grande quantidade de água e de eletrólitos. Para evitar o refluxo do cólon para o intestino delgado, existe uma estrutura chamada de *esfíncter ileocecal*. Seu fechamento é unidirecional e ocorre pelo aumento da pressão de conteúdo dentro do intestino grosso. O material que não foi absorvido pelo organismo, a exemplo de grandes quantidades de fibras e alimentos que não foram mastigados adequadamente, chega ao intestino grosso pelo intestino delgado material. Existe uma grande quantidade de microrganismos no intestino grosso, os quais, juntamente com as bactérias próprias da flora colônica, auxiliam na absorção de inúmeras vitaminas, como a vitamina K e vitaminas do complexo B (Lima, 2015; Mourão Júnior; Abramov, 2011; Fox, 2007; Douglas, 2006).

O cólon possui movimentos de mistura denominados *ondas haustracionais* ou *haustrações*, as quais ocorrem a cada 30 segundos e promovem a absorção de água e de eletrólitos. Além disso, o cólon também conta com movimentos propulsivos, isto é, complexos motores migratórios que ocorrem a cada 90 minutos e que são acionados pelo hormônio motilina. O reflexo gastrocólico estimula os mecanismos de motilidade do cólon e, consequentemente, acionam o mecanismo de defecação. A presença de alimento no estômago gera um aumento da motilidade do cólon e a frequência dos movimentos de massa (Lima, 2015; Mourão Júnior; Abramov, 2011; Fox, 2007; Douglas, 2006).

A defecação ocorre quando o reto se enche de material fecal, acionando a abertura do esfíncter interno do ânus (mecanismo involuntário), promovendo o reflexo retoesfincteriano. Quando o reto atinge aproximadamente 25% da sua capacidade, surge a necessidade de defecar, a qual pode ser controlada pelo esfíncter externo do ânus (ato voluntário), que pode ser programado para um momento oportuno. As principais funções do intestino grosso estão explicitadas na Figura 5.15, a seguir (Lima, 2015; Mourão Júnior; Abramov, 2011; Fox, 2007; Douglas, 2006).

Figura 5.15 Principais funções do intestino grosso

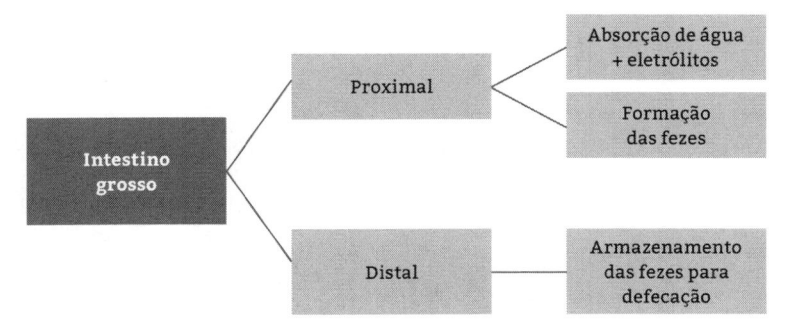

```
Intestino grosso
├── Proximal
│   ├── Absorção de água + eletrólitos
│   └── Formação das fezes
└── Distal
    └── Armazenamento das fezes para defecação
```

ɪɪɪ Síntese

No decorrer deste capítulo, apresentamos os principais mecanismos fisiológicos referentes ao trato gastrintestinal. Mostramos que o processo digestório ocorre gradualmente nos diversos compartimentos que compõem todo esse sistema, sendo que tais compartimentos estão dispostos em série: na boca acontece a mastigação e a salivação para a formação do bolo alimentar; o esôfago realiza o transporte desse bolo alimentar até o estômago; por meio da produção do HCL, ocorre a quimificação no estômago; no intestino delgado, há a degradação integral e completa do substrato alimentar e a absorção dos nutrientes; por fim, no intestino grosso, ocorre a absorção de água, a formação das fezes e sua eliminação. Uma síntese geral de todos os mecanismos fisiológicos gastrintestinais pode ser visualizada na Figura 5.16, a seguir.

Figura 5.16 Nuvem de palavras: síntese da fisiologia gastrintestinal

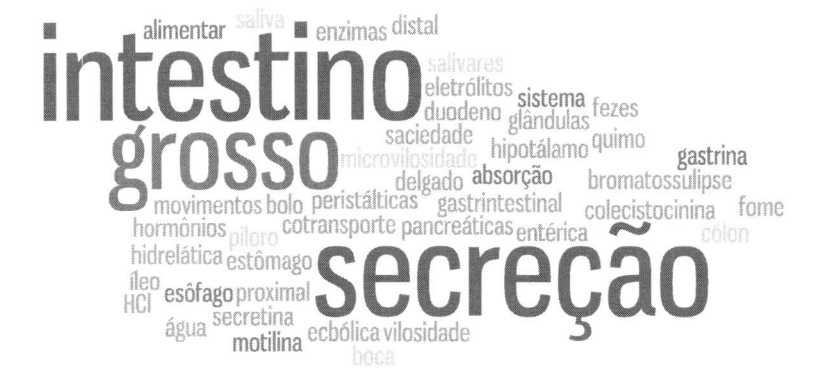

intestino grosso secreção
alimentar saliva enzimas distal salivares eletrólitos sistema fezes duodeno glândulas saciedade microvilosidade hipotálamo quimo gastrina delgado absorção bromatossulipse movimentos bolo peristálticas gastrintestinal colecistocinina fome hormônios piloro cotransporte pancreáticas entérica cólon hidrelática estômago íleo esôfago proximal HCl água secretina motilina ecbólica vilosidade boca

ııı Indicação cultural

Artigo

A relação entre o exercício físico e os mecanismos fisiológicos gastrintestinais não é muito pesquisada, razão por que representa uma área bastante ampla para novas descobertas. Para aplicar as relações do sistema gastrintestinal à prática de atividades físicas, faça a leitura do artigo indicado, que traz uma relação dos principais processos fisiopatológicos relacionados ao sistema gastrintestinal que podem surgir durante a prática do exercício físico.

LIRA, C. A. B. de et al. Efeitos do exercício físico sobre o trato gastrintestinal. **Revista Brasileira de Medicina e Esporte**, v. 14, n. 1, p. 64-67, jan./fev. 2008. Disponível em: <http://www.scielo.br/pdf/rbme/v14n1/a12v14n1.pdf>. Acesso em: 7 fev. 2020.

Atividades de autoavaliação

1. A saliva é uma secreção exócrina de células especializadas, as células salivares, que formam as glândulas salivares. A boca possui três glândulas salivares importantes: parótida, submandibular e sublingual. Sob essa ótica, assinale a seguir a alternativa que apresenta como a secreção salivar pode ser considerada:
   a) Mecanismo ativo.
   b) Mecanismo misto.
   c) Mecanismo passivo.
   d) Mecanismo sem gasto de energia.
   e) Mecanismo não essencial na formação do bolo alimentar.

2. O estômago é considerado o terceiro compartimento digestório e possui diversas funções motoras, como o armazenamento de grandes quantidades de alimentos até que possam per processados no intestino delgado. É no estômago que ocorre a transformação do bolo alimentar em quimo, pela ação do ácido clorídrico (HCL). Nessa perspectiva e considerando os conteúdos trabalhados neste capítulo, marque a alternativa que menciona a célula do estômago responsável pela produção do HCL:
   a) Células G.
   b) Enterócitos.
   c) Colonócitos.
   d) Células parietais.
   e) Células principais.

3. O intestino delgado possui uma camada serosa externa e uma camada muscular lisa, a qual se divide em musculatura longitudinal, musculatura circular e musculatura submucosa, além de também representar a sede das funções motoras do intestino delgado. Assim, com base na leitura do capítulo, avalie as asserções a seguir e a relação proposta entre elas.

   I. As ondas segmentares que ocorrem no nível da camada circular e promovem o estrangulamento do tubo intestinal são ondas de curta duração e não produzem o deslocamento do quimo, mas favorecem a mistura e o contato deste com as células intestinais para a absorção.

   Porque

   II. Na sequência, as ondas não segmentares ou peristálticas produzem um movimento progressivo, ou seja, possuem função propulsiva do quimo ao longo do intestino.

   A respeito dessas asserções, assinale a alternativa correta:

   a) As asserções I e II são verdadeiras, e a II é uma justificativa correta da I.
   b) As asserções I e II são verdadeiras, mas a II não é uma justificativa correta da I.
   c) A asserção I é verdadeira, e a II é falsa.
   d) A asserção I é falsa, e a II é verdadeira.
   e) As asserções I e II são falsas.

4. A absorção dos nutrientes se inicia no intestino delgado, pela atividade das células do epitélio intestinal (enterócitos), e consiste no transporte das frações básicas dos nutrientes que são deslocados desde a luz intestinal, através da parede intestinal, até a circulação linfática e sanguínea. Do exposto, indique a seguir a alternativa que apresenta qual é o mecanismo responsável pela absorção da glicose:

   a) Exocitose.
   b) Cotransporte.

c) Difusão simples.
d) Difusão facilitada.
e) Transporte passivo.

5. Com base nos mecanismos relatados neste capítulo sobre a fisiologia do intestino grosso, qual é o reflexo que estimula os mecanismos de motilidade do cólon e, consequentemente, aciona o mecanismo de defecação?
   a) Gastrocólico.
   b) Retoesfincteriano.
   c) Ondas peristálticas.
   d) Ondas haustracionais.
   e) Complexos motores migratórios.

Atividades de aprendizagem

Questões para reflexão

1. As conexões existentes entre os sistemas digestório, endócrino e nervoso são bastante precisas e intrínsecas. Nesse sentido, a quebra da homeostase pode influenciar diretamente em alterações no sistema digestório, como evidenciado no artigo indicado nesta atividade. A leitura do presente texto se faz necessária para uma compreensão reflexiva a respeito das interações presentes entre os mecanismos fisiológicos do sistema digestório e o campo das emoções. As múltiplas facetas do comportamento humano têm a capacidade de interferir em mecanismos biológicos por meio das vias intrínsecas do sistema nervoso autônomo, podendo desencadear processos patológicos importantes.

ROCHA JÚNIOR, J. R. et al. O sistema digestório e as emoções. **Cadernos de Graduação – Ciências Biológicas e da Saúde**, v. 1, n. 2, p. 97-110, 2013. Disponível em: <https://periodicos.set.edu.br/index.php/fitsbiosaude/article/view/633/370>. Acesso em: 19 maio 2020.

2. Realize uma leitura reflexiva do artigo a seguir, sobre as interações existentes entre a atividade física e a alimentação saudável, para fundamentar o seu processo de aprendizagem e concretizar o conhecimento técnico-científico adquirido ao longo deste capítulo.

FLORINDO, A. A. et al. Promoção da atividade física e da alimentação saudável e a saúde da família em municípios com academia da saúde. **Revista Brasileira de Educação Física e Esporte**, v. 30, n. 4, p. 913-924, out./dez. 2016. Disponível em: <http://www.scielo.br/pdf/rbefe/v30n4/1807-5509-rbefe-30-04-0913.pdf>. Acesso em: 19 maio 2020.

Atividade aplicada: prática

1. O artigo a seguir, indicado para esta atividade, apresenta uma temática reflexiva de extrema importância para os atletas. Assim, faça uma leitura atenta do texto e, em seguida, desenvolva um mapa mental que denote os principais comportamentos de risco expostos no artigo. Esta atividade será essencial para a consolidação do seu aprendizado e para que você tome conhecimento das principais patologias que permeiam a seara do esporte.

FORTES, L. de S.; FERREIRA, M. E. C. Comportamentos de risco para transtornos alimentares em atletas: associação com diversas características. **Avaliação Psicológica**, v. 13, n. 1, p. 11-18, 2014. Disponível em: <http://pepsic.bvsalud.org/pdf/avp/v13n1/v13n1a03.pdf>. Acesso em: 7 fev. 2020.

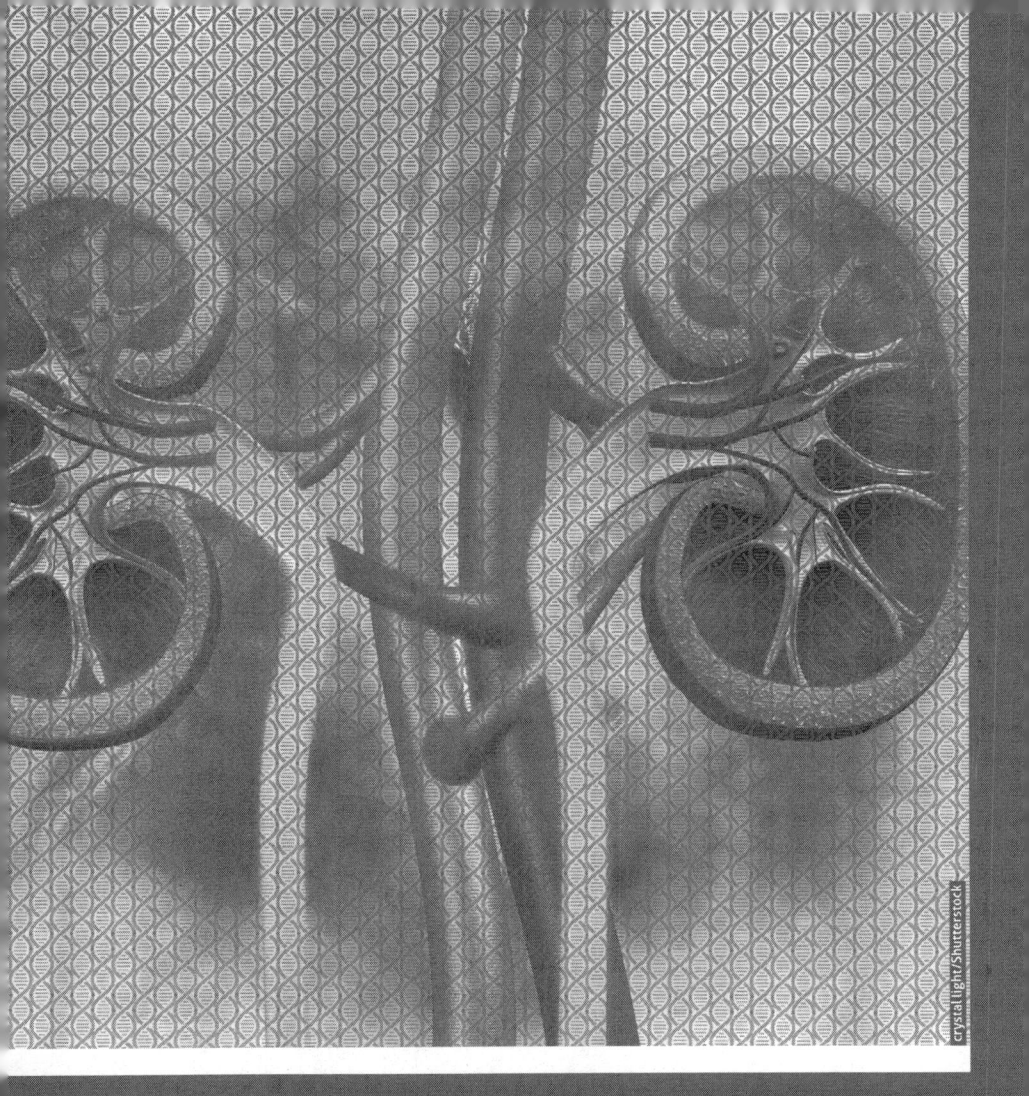

Capítulo 6

Fisiologia renal

O **sistema urinário** é formado por diversos órgãos: os rins são responsáveis por formar a urina; os ureteres transportam a urina para ser armazenada na bexiga urinária; e a uretra carreia a urina até o meio externo. Para manter a manutenção da homeostase do corpo humano, é necessária a interação de mecanismos fisiológicos entre os seguintes sistemas: o sistema respiratório garante o aporte de oxigênio e a remoção de dióxido de carbono; o sistema gastrintestinal oferta os principais nutrientes, vitaminas e minerais por meio da digestão e absorção; o sistema urinário (Figura 6.1) assegura a filtração do sangue e o controle de água e eletrólitos, atuando como principal sistema excretor, removendo as principais escórias metabólicas originadas pelos sistemas anteriores (Hall, 2017; Costanzo, 2015; Lima, 2015).

Figura 6.1 Principais órgãos e funções do sistema urinário

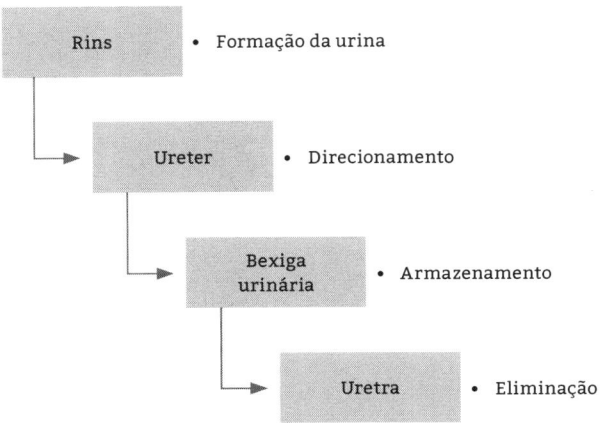

- **Rins** • Formação da urina
- **Ureter** • Direcionamento
- **Bexiga urinária** • Armazenamento
- **Uretra** • Eliminação

Os rins possuem uma função primordial em todo esse sistema. Entre elas, podemos citar: filtração do plasma sanguíneo; reabsorção de eletrólitos importantes, moléculas orgânicas, vitaminas e água; excreção de metabólitos e substâncias químicas formadas durante o metabolismo dos nutrientes, como ureia, creatinina e ácido úrico, bem como de fármacos após cumprirem sua farmacodinâmica e farmacocinética; regulação do volume, da composição e do pH do líquido corporal.

Por essas razões, o rim é considerado um dos principais órgãos do equilíbrio ácido-base do corpo, pois secreta hormônios extremamente importantes que agem no metabolismo do cálcio, na eritropoiese e na pressão sanguínea (Hall, 2017; Costanzo, 2015; Lima, 2015).

Em média, o corpo humano apresenta uma concentração de água corporal total de 60% a 70%. Parte dessa água está disponível no líquido intracelular, sendo que aproximadamente 40% e 20% corresponde ao líquido extracelular, dividido entre o plasma sanguíneo e o líquido intersticial das células. A manutenção da homeostase e a excreção de água e de eletrólitos devem ser extremamente reguladas com os respectivos ganhos por meio da ingestão alimentar e de líquidos pelo indivíduo. Nesse sentido, o sistema renal é capaz de perceber alterações nesse equilíbrio e realizar mecanismos fisiológicos de ajustes entre a excreção e a reabsorção de água e eletrólitos, garantindo níveis essenciais para a vida (Hall, 2017; Costanzo, 2015; Lima, 2015).

- Objetivos do capítulo:
  - identificar os principais hormônios renais;
  - entender os principais mecanismos relacionados à formação da urina;
  - conhecer os principais mecanismos fisiológicos do equilíbrio ácido-básico;
  - compreender os principais mecanismos da filtração, reabsorção e secreção renal.
- Palavras-chave:
  - Néfron;
  - Filtração;
  - Excreção;
  - Reabsorção;
  - Homeostase.

6.1 Líquidos corporais e os rins

Um dos principais líquidos corporais é a água, já que ela está presente em grande parte do corpo humano. Logo, é fundamental manter seu equilíbrio entre os diferentes compartimentos celulares, a fim de evitar a instauração e o desenvolvimento de diversas patologias relacionadas ao volume do líquido corporal. Para evitar desequilíbrios, a entrada e a saída de água e de íons do corpo é extremamente controlada – função orquestrada pelo sistema renal. O maior aporte de entrada de água no corpo ocorre por meio da ingestão de líquidos e da água presente nos alimentos, sendo que uma pequena quantidade é sintetizada com a oxidação dos carboidratos. Contudo, para avaliar a presença da água corporal (Figura 6.2), deve-se levar em consideração hábitos de vida, clima e atividade física. O consumo de água por dia deve ser de aproximadamente 2.300 ml, para que todos os mecanismos fisiológicos dependentes de sua presença funcionem de forma adequada e em equilíbrio (Hall, 2017; Costanzo, 2015; Lima, 2015).

Figura 6.2 Concentração de água corporal

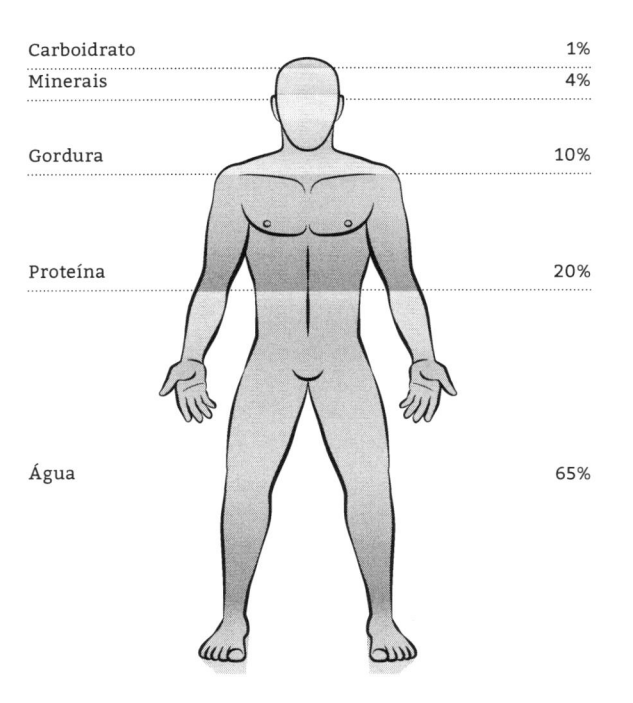

Carboidrato	1%
Minerais	4%
Gordura	10%
Proteína	20%
Água	65%

Peter Hermes Furian/Shutterstock

Diversos mecanismos fisiológicos presentes no corpo proporcionam a perda de água – por exemplo, através da respiração, por evaporação e pela pele, por difusão. Isso acarreta um déficit aproximado de 700 ml/dia. Entretanto, essa perda, também conhecida como *perda invisível de água*, é praticamente imperceptível. Além disso, por meio do suor, também perdemos aproximadamente 100 ml/dia de água, sendo que tal valor pode apresentar variação de acordo com o clima e com a prática de atividade física. Ainda, há perda de água pelas fezes – cerca de 100 ml/dia – e pelos rins, através da formação da urina. Porém, o mecanismo mais importante para o controle da água corporal e dos eletrólitos se dá por intermédio da atuação dos rins e pelo controle da intensidade com que esses compostos são excretados do corpo (Hall, 2017; Costanzo, 2015; Lima, 2015).

Os líquidos corporais estão divididos entre os líquidos intracelular e extracelular. A quantidade de água corporal de um homem adulto é de aproximadamente 60%. Como a porcentagem de gordura corporal nas mulheres é maior do que nos homens, sua concentração de água corporal é de 50%. A quantidade de líquido presente no corpo humano é repartida entre o líquido intracelular (cerca de 40%) e o líquido extracelular (por volta de 20%); contudo, este é dividido entre plasma e líquido intersticial (Hall, 2017; Costanzo, 2015; Lima, 2015).

6.2 Sistema renal: unidade funcional – néfron

Os néfrons são considerados a unidade funcional dos rins, e cada rim possui aproximadamente 1 milhão de néfrons (Figura 6.3). Existem dois tipos de néfrons, de acordo com sua localização na estrutura renal: os néfrons corticais, que possuem seus glomérulos no córtex superior e no médio renal, apresentam a alça de Henle curta, ao contrário dos néfrons justamedulares, os quais contam com longas alças de Henle e estão localizados dentro da medula interna dos rins. A principal função do néfron é a formação da urina, porém, não é uma célula capaz de se regenerar. Assim, à medida que lesões vão acontecendo nos rins ou que o indivíduo vai envelhecendo, os rins vão perdendo a função renal, pela perda gradativa de néfrons (Hall, 2017; Costanzo, 2015; Lima, 2015).

Figura 6.3 Néfron

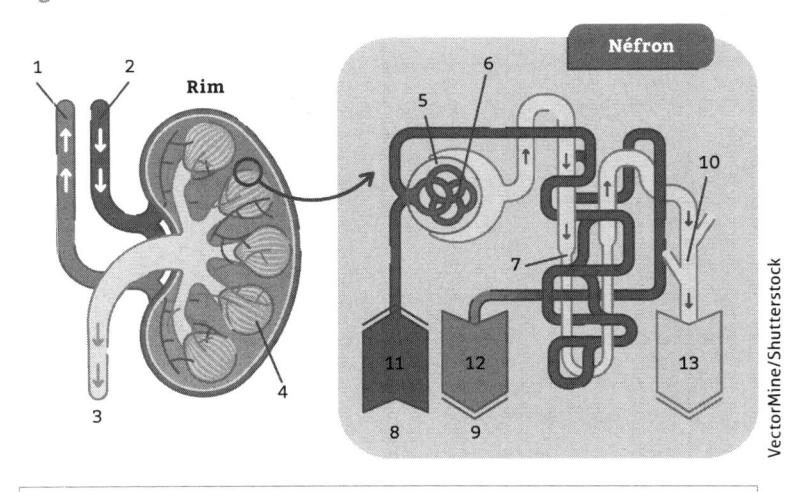

1. Sangue venoso
2. Sangue arterial
3. Urina
4. Pirâmide renal
5. Cápsula de Bowman
6. Glomérulo
7. Túbulo contorcido proximal
8. Artéria
9. Veia
10. Ducto coletor
11. Sangue rico em resíduos metabólicos
12. Sangue filtrado
13. Urina

Cada néfron produz o filtrado glomerular, líquido semelhante ao plasma sanguíneo e que, ao longo do néfron e após os diversos mecanismos fisiológicos, forma a urina. As partes que compõem o néfron estão explicitadas a seguir, no Quadro 6.1 (Hall, 2017; Costanzo, 2015; Lima, 2015).

Quadro 6.1 Partes do néfron

Estrutura	Função
Glomérulo	Tubo de capilares formados pelas arteríolas aferentes.
Cápsula de Bowman	Responsável por filtrar o plasma sanguíneo.
Túbulo contorcido proximal	Recebe o filtrado e o direciona para a alça de Henle.
Alça de Henle	Túbulo longo revestido de células epiteliais envolvidas na reabsorção e na secreção ao longo do néfron.

(continua)

(Quadro 6.1 – conclusão)

Estrutura	Função
Túbulo contorcido distal	Monitora a osmolaridade do líquido oriundo da alça de Henle.
Ducto coletor	Local onde a concentração final da urina é formada.

6.3 Filtração, reabsorção e secreção renal

Para que os mecanismos fisiológicos de filtração ocorram, o sangue chega aos rins através das artérias renais sob alta pressão, conferida pela resistência em paralelo, derivada da artéria aorta abdominal. Na medida em que a artéria renal passa pelo hilo renal, ela começa a se ramificar, diminuindo o seu calibre e promovendo uma resistência em série, até formar as arteríolas aferentes. Cada uma dessas arteríolas se ramifica no interior da cápsula de Bowman, formando um enovelado de capilares denominado *glomérulo* (Figura 6.4) (Hall, 2017; Costanzo, 2015; Lima, 2015).

Figura 6.4 Glomérulo e cápsula de Bowman

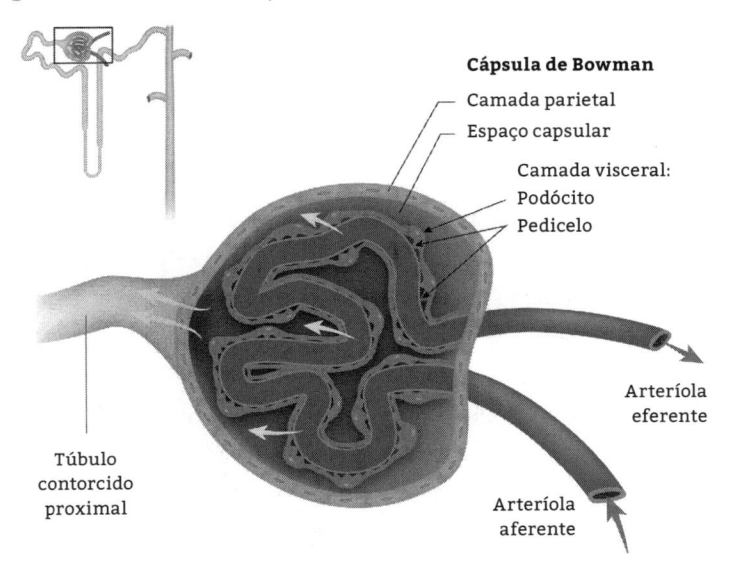

O sangue é conduzido sob alta pressão nos capilares do glomérulo, contribuindo para que o mecanismo de filtração ocorra, sob uma pressão de aproximadamente 70 a 80 mmHg. O líquido que passa através da cápsula de Bowman é chamado de *filtrado glomerular*, muito semelhante ao plasma sanguíneo, mas sem proteínas e eritrócitos, pois estes não conseguem atravessar a membrana filtrante da cápsula. O volume filtrado pelo glomérulo renal por tempo de unidade é denominado *taxa de filtração glomerular* (TFG). Em uma pessoa de estatura mediana, cerca de 180 litros de líquido são filtrados por dia – em torno de 125 ml/minuto (Hall, 2017; Costanzo, 2015; Lima, 2015).

Na sequência, o filtrado glomerular é direcionado para o túbulo contorcido proximal, que possui paredes formadas por células adaptadas ao transporte mediado e por difusão. O sódio é reabsorvido ativamente em todas as regiões tubulares, e a reabsorção de água se dá por difusão, sendo dependente da reabsorção de sódio. Aproximadamente 180 l de água são filtrados por dia e 99% desse líquido é reabsorvido no túbulo contorcido proximal, assim como 630 g de sódio são filtrados e 99,5% são reabsorvidos. A saída desses íons provoca a remoção de cloro, fazendo com que a concentração do líquido desse tubo fique hipotônica. Ao percorrer o ramo descendente da alça de Henle, ocorre a passagem de mais água para os capilares sanguíneos que estão hipertônicos, mecanismo denominado *reabsorção* (Hall, 2017; Costanzo, 2015; Lima, 2015).

Em seguida, o líquido tubular está muito concentrado e passa, então, a percorrer o ramo ascendente da alça de Henle, composto por células impermeáveis à água e adaptadas ao transporte ativo de sais. Tais células são direcionadas para o túbulo contorcido distal, parte em que ocorre o mecanismo de secreção tubular, que envolve um processo no qual as substâncias nos capilares paralelos aos túbulos renais se difundem ou são ativamente transportadas para o lúmen do túbulo. Nesse local, há a secreção de íons e resíduos, como hidrogênio, potássio, colina, creatinina, substâncias químicas estranhas, bem como a reabsorção de sódio, cloreto e água, regulada por hormônios renais. Ao entrar no ducto coletor, acontece a reabsorção de íons e de água regulada pelo hormônio antidiurético, além da secreção final de íons, sendo esse o momento em que a urina é formada. Os capilares que reabsorvem as substâncias úteis dos túbulos renais se reúnem para formar um vaso único, a veia renal, que leva o sangue para fora do rim em direção ao coração. A soma dos processos de filtração, reabsorção e secreção renal dá origem à excreção renal (Figura 6.5) através da urina (Hall, 2017; Costanzo, 2015; Lima, 2015).

Figura 6.5 Excreção renal

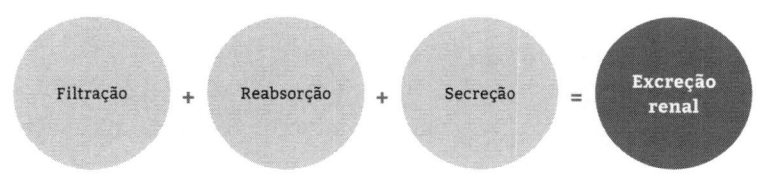

Filtração + Reabsorção + Secreção = Excreção renal

6.3.1 Equilíbrio osmótico e regulação do cloreto de sódio

Uma das questões fundamentais relacionadas ao mecanismo de filtração e reabsorção renal se refere ao equilíbrio osmótico e à regulação da quantidade de íons importantes, como o cloreto de sódio. Em um primeiro momento, é importante lembrar que a osmose diz respeito ao transporte de água através de uma membrana seletivamente permeável, o que difere da palavra *osmolaridade*, que se vincula a concentrações de íons presentes em apenas um lado dessa membrana. Portanto, as concentrações de água e de íons devem sempre estar em constante equilíbrio para que todos os mecanismos fisiológicos ocorram de forma harmônica, tornando possível que os principais mecanismos renais, de filtração, reabsorção e secreção, aconteçam normalmente (Hall, 2017; Costanzo, 2015; Lima, 2015).

Em relação à osmolaridade presente nos principais líquidos corporais, como o líquido intracelular, rico em íons de potássio, e o líquido extracelular (intersticial e o plasma), rico em íons sódio e cloreto, estamos nos referindo à mudança de sua concentração – ou seja, quando surgem alterações que se referem a soluções isotônicas, hipotônicas e hipertônicas (Hall, 2017; Costanzo, 2015; Lima, 2015).

Na presença de uma solução isotônica, a célula não sofre alteração em seu volume, pois seus íons estão em equilíbrio, tanto intracelular como extracelular, ou seja, os íons ou *solutos*, como são chamados, não podem entrar ou sair da célula. Em contrapartida, em uma solução hipotônica, a água presente no líquido extracelular passa pela membrana plasmática e dilui o líquido intracelular até entrar em equilíbrio, pois a maior concentração de íons está dentro da célula. Essa mudança provoca o inchaço da célula, isto é, caso a água continue a entrar, a célula estourará. Um mecanismo fisiológico inverso ocorre na presença de uma solução hipertônica. Como a quantidade de íons maiores está no meio extracelular, o líquido presente dentro da célula é carreado em direção oposta. Nesse momento, a célula murcha, pois perde líquido interno. Um exemplo claro de uma solução isotônica é o soro fisiológico 0,9%. Se a concentração for diminuída para < 0,9%, teremos uma solução hipotônica; mas se aumentar > 0,9%, teremos uma solução hipertônica. Esses termos estão relacionados a soluções que poderão causar alteração no volume celular ante a concentração de íons presentes. As soluções que representam o equilíbrio osmótico estão expostas na Figura 6.6, a seguir (Hall, 2017; Costanzo, 2015; Lima, 2015).

Figura 6.6 Equilíbrio osmótico

Solução isotônica
- Possui a mesma osmolaridade da célula

Solução hipotônica
- Possui menor osmolaridade que a célula

Solução hipertônica
- Possui maior osmolaridade que a célula

Durante os mecanismos de filtração, reabsorção e secreção renal, manter o equilíbrio entre os íons presentes no plasma sanguíneo e a célula é essencial para a manutenção da vida. A redução da concentração plasmática de íons de sódio pode ocasionar um desequilíbrio denominado *hiponatremia* (Figura 6.7), ou seja, a perda de íons de cloreto de sódio presentes no líquido extracelular. Essa alteração pode se dar por diarreia, vômito ou pela adição excessiva de água ao líquido extracelular, o que dilui o sódio do líquido, provocando a hiponatremia por hiper-hidratação. Em alguns casos, o uso excessivo de diuréticos inibe a reabsorção ativa do sódio no néfron, promovendo esse desequilíbrio. Em contrapartida, o aumento do nível de sódio na corrente sanguínea gera a elevação da concentração osmótica, dando origem ao desenvolvimento da hipernatremia. Vale ressaltar que a hidratação e a reposição de íons antes, durante e depois da atividade física deve ser acompanhada por um nutricionista especializado na área (Hall, 2017; Costanzo, 2015; Lima, 2015).

Figura 6.7 Consequências da hiponatremia

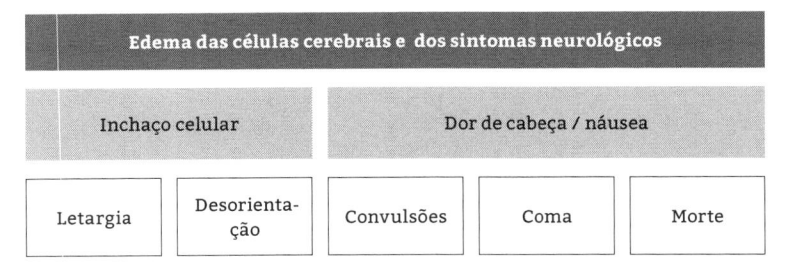

Edema das células cerebrais e dos sintomas neurológicos

| Inchaço celular | Dor de cabeça / náusea |

| Letargia | Desorientação | Convulsões | Coma | Morte |

6.4 Regulação da função renal

Os mecanismos fisiológicos atrelados à regulação da função renal estão relacionados à regulação da quantidade de líquidos presentes no corpo. Assim, caso haja a necessidade de reter água no interior do corpo, a urina fica mais concentrada, em função dos mecanismos compensatórios de maior reabsorção de água. Por outro lado, se houver excesso de água no corpo, a urina ficará menos concentrada, pois o corpo eliminará mais água, deixando de realizar a reabsorção. O principal mecanismo regulador do equilíbrio hídrico é o hormônio antidiurético (ADH), também conhecido como *vasopressina*. Além de atuar nos rins para a reabsorção de água, esse hormônio, produzido no hipotálamo – o centro regulador da sede –, ajuda a reter os líquidos do corpo. A concentração dos íons presentes no plasma sanguíneo é detectada por receptores osmóticos localizados no hipotálamo e seu armazenamento ocorre na hipófise, mais especificamente na neuro-hipófise, de onde é liberado na corrente sanguínea. Os principais hormônios envolvidos no processo de regulação da função renal estão expostos na Figura 6.8 (Hall, 2017; Costanzo, 2015; Lima, 2015).

Figura 6.8 Principais hormônios de regulação da função renal

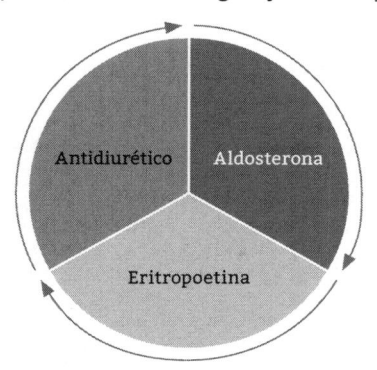

[Diagrama circular dividido em três setores: Antidiurético, Aldosterona, Eritropoetina]

A privação de água comprova o aumento da osmolaridade plasmática, estimulando os osmorreceptores no hipotálamo anterior, que aumenta a secreção do hormônio antidiurético pela neuro-hipófise. Isso provoca o aumento da permeabilidade da água no túbulo distal e no ducto coletor, gerando maior reabsorção de água e aumentando, assim, a osmolaridade da urina, diminuindo o volume urinário. Esse processo todo gera a diminuição da osmolaridade plasmática. Por outro lado, a ingestão de água ocasiona a restrição da osmolaridade plasmática e inibe os osmorreceptores no hipotálamo anterior, diminuindo a secreção do hormônio antidiurético pela neuro-hipófise, a permeabilidade de água pelos túbulos distal e ducto coletor, bem como a reabsorção de água, o que acarreta a limitação da osmolaridade da urina e o aumento do volume urinário, provocando o incremento da osmolaridade plasmática e normalizando-a (Hall, 2017; Costanzo, 2015; Lima, 2015).

Outro hormônio que possui ação direta no equilíbrio hídrico do organismo é a aldosterona, produzida nas glândulas adrenais. Ela age aumentando a reabsorção ativa de sódio nos túbulos distais, ocasionando maior retenção de água no corpo humano.

Quando a concentração de sódio dentro do túbulo renal diminui, o rim produz uma proteína chamada *renina*, que atua sobre uma proteína produzida no fígado e presente na corrente sanguínea, o angiotensinogênio (inativo), convertendo-o em angiotensina (ativa). Essa substância estimula as glândulas adrenais a produzir a aldosterona, que aumenta a reabsorção de sódio pelo túbulo distal e, com efeito, o volume do líquido extracelular, o volume sanguíneo e a pressão arterial (Hall, 2017; Costanzo, 2015; Lima, 2015).

Diante da redução da quantidade de oxigênio circulante carreado para os tecidos do corpo, os mecanismos de homeostase aumentam a intensidade de produção de eritrócitos (hemácias). O principal estímulo para a produção de eritrócitos nos estados de baixa oxigenação é o hormônio conhecido como *eritropoetina*. Os rins produzem cerca de 90% desse hormônio, sendo que o restante é formado pelo fígado. Quando um indivíduo é colocado em uma atmosfera com baixa concentração de oxigênio, a eritropoetina entra em ação em aproximadamente 24 horas. No entanto, novos eritrócitos só surgirão na circulação sanguínea após cinco dias da ação desse gatilho (Hall, 2017; Costanzo, 2015; Lima, 2015).

6.5 Equilíbrio ácido-base

A regulação dos líquidos do organismo compreende a manutenção de concentrações adequadas de água e de eletrólitos, bem como a preservação da concentração adequada de íons de hidrogênio (H^+) para a melhora das funções celulares e fisiológicas do corpo. A manutenção das concentrações dos íons de hidrogênio nos compartimentos intracelular e extracelular depende de um delicado equilíbrio bioquímico entre os ácidos e as bases existentes no organismo humano, denominado *equilíbrio ácido-base* (Figura 6.9) (Hall, 2017; Costanzo, 2015; Lima, 2015).

Figura 6.9 Escala de pH

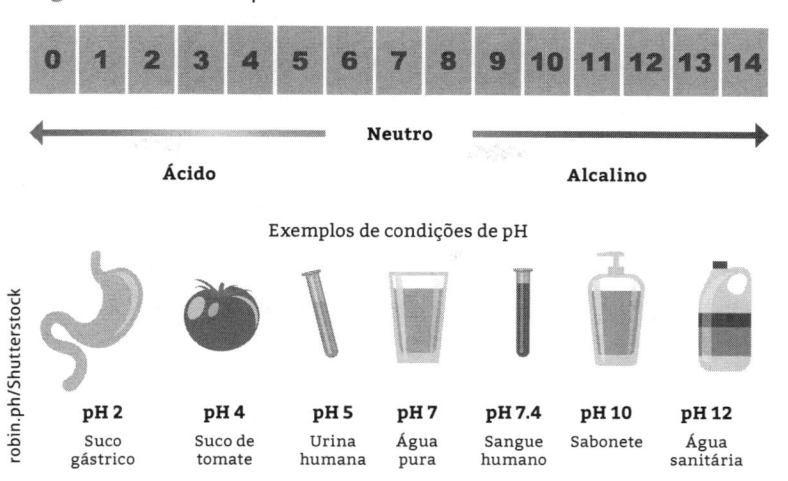

| 0 | 1 | 2 | 3 | 4 | 5 | 6 | 7 | 8 | 9 | 10 | 11 | 12 | 13 | 14 |

⬅ Ácido — Neutro — Alcalino ➡

Exemplos de condições de pH

pH 2	pH 4	pH 5	pH 7	pH 7.4	pH 10	pH 12
Suco gástrico	Suco de tomate	Urina humana	Água pura	Sangue humano	Sabonete	Água sanitária

Alterações bruscas na mudança do pH sanguíneo, ou seja, nas concentrações de íons de hidrogênio, impedem o funcionamento fisiológico adequado de diversos órgãos e sistemas do corpo humano. A unidade de medida da concentração dos íons de hidrogênio nos líquidos do organismo é denominada *pH*. A redução brusca dessa concentração é chamada de *acidose*, ao passo que o aumento dessa mesma concentração é conhecido como *alcalose*. Ambos os mecanismos são consequências de alterações dos íons de hidrogênio, as quais afetam a distribuição celular de íons como sódio, potássio e cloretos, além de modificar a atividade enzimática (Hall, 2017; Costanzo, 2015; Lima, 2015).

A concentração do hidrogênio livre no organismo humano pode ser influenciada por substâncias que disputam o hidrogênio. Algumas substâncias cedem o hidrogênio e são classificadas como *ácidas*; outras substâncias que captam o hidrogênio são chamadas de *bases*. O equilíbrio homeostático entre esses dois grupos de substâncias nos líquidos presentes no corpo humano é fundamental para a manutenção da vida e o funcionamento de mecanismos fisiológicos (Hall, 2017; Costanzo, 2015; Lima, 2015).

O principal ácido encontrado no organismo é derivado do metabolismo celular: o ácido carbônico. Trata-se de um ácido instável que tem a propriedade de se transformar facilmente em dióxido de carbono e água. O dióxido de carbono é transportado pelo sangue na forma de íons de bicarbonato, sendo eliminado pelos pulmões através da hematose. O excesso de água presente no corpo humano é eliminado pela urina. A principal base do organismo são os íons de bicarbonato, também produzidos pelo metabolismo celular por meio da combinação do dióxido de carbono com a água (Hall, 2017; Costanzo, 2015; Lima, 2015).

O equilíbrio do pH sanguíneo é mantido pelo sistema respiratório, por meio da eliminação do dióxido de carbono, e pelo sistema urinário. Os rins possuem um papel fundamental na eliminação dos íons de hidrogênio e bicarbonato da corrente sanguínea por meio da filtração. O pH normal do sangue varia dentro da pequena faixa de 7,35 a 7,45. Nesse sentido, alterações súbitas podem desenvolver uma acidose ou alcalose respiratória ou metabólica, e se os valores do pH sanguíneo continuarem se alterando para valores extremos de acidose ou alcalose, ocorrerá a morte celular (Hall, 2017; Costanzo, 2015; Lima, 2015).

Síntese

No decorrer deste capítulo, explanamos os principais mecanismos fisiológicos renais que promovem a homeostase corporal.

O principal líquido corporal é água, cuja concentração tanto no líquido intracelular quanto no extracelular é fundamental para diversos mecanismos, principalmente os de remoção de escórias metabólicas e tóxicas do organismo através da urina.

A unidade funcional dos rins é o néfron, onde ocorre a formação da urina através da filtração, da reabsorção e da secreção.

Entre os principais hormônios renais está o antidiurético, que age no controle da concentração de água corporal; a aldosterona, que aciona a reabsorção ativa de sódio; e a eritropoetina, que age na produção de hemácias na baixa concentração de oxigênio.

O sistema renal é um dos sistemas que o corpo utiliza para manter o equilíbrio ácido-base e sustentar o pH sanguíneo dentro dos valores compatíveis com a vida.

Indicações culturais

Artigo

A perda hídrica pela sudorese induzida pelo exercício, especialmente realizado em ambientes quentes, pode levar à desidratação, alterar o equilíbrio hidroeletrolítico e dificultar a termorregulação, representando um risco para a saúde e/ou provocando uma diminuição no desempenho esportivo. Para aplicar as relações abordadas neste capítulo no que diz respeito ao equilíbrio dos líquidos corporais proporcionado pela fisiologia do sistema renal, leia o artigo indicado a seguir, que traz uma abordagem didática sobre os principais aspectos fisiológicos da hidratação, da reposição de fluídos e do mecanismo fisiológico da sede.

MACHADO-MOREIRA, C. A. et al. Hidratação durante o exercício: a sede é suficiente? **Revista Brasileira de Medicina do Esporte**, v. 12, n. 6, p. 405-409, nov./dez. 2006. Disponível em: <http://www.scielo.br/scielo.php?pid=S1517-86922006000600020&script=sci_abstract&tlng=pt>. Acesso em: 7 fev. 2020.

Atividades de autoavaliação

1. O líquido extracelular constitui 20% do peso corporal, o que corresponde a, aproximadamente, 14 l em um homem adulto, dos quais 11 l estão presentes no líquido intersticial, e 3 l no plasma sanguíneo. O volume sanguíneo em um adulto equivale, em média, a 7% do peso corporal, o que corresponde, aproximadamente, a:

a) 2 l.
b) 3 l.
c) 5 l.
d) 8 l.
e) 4 l.

2. Considerado a unidade funcional do rim, o néfron produz o filtrado glomerular, semelhante ao plasma sanguíneo. Após diversos mecanismos fisiológicos, esse filtrado gromerular forma a urina. Sob essa ótica, indique a seguir a alternativa que corresponde à estrutura do néfron que forma um tubo de capilares pelas arteríolas aferentes:

a) Glomérulo.
b) Alça de Henle.
c) Cápsula de Bowman.
d) Túbulo contorcido distal.
e) Túbulo contorcido proximal.

3. Com relação ao mecanismo fisiológico de filtração renal, avalie as asserções a seguir e a relação proposta entre elas:

I. O sangue é conduzido sob alta pressão nos capilares do glomérulo, contribuindo para que o mecanismo de filtração ocorra. A pressão é de aproximadamente 70 a 80 mmHg, e o líquido que passa pela cápsula de Bowman é chamado de *filtrado glomerular*, muito semelhante ao plasma sanguíneo, mas sem proteínas e eritrócitos, pois estes não conseguem atravessar a membrana filtrante da cápsula.

Porque

II. O volume filtrado pelo glomérulo renal por tempo de unidade é denominado *taxa de filtração glomerular* (TFG). Em uma pessoa de estatura mediana, aproximadamente 180 l de líquido são filtrados por dia – aproximadamente 125 ml/minuto.

A respeito dessas asserções, assinale a alternativa correta:

a) As asserções I e II são verdadeiras, e a II é uma justificativa correta da I.
b) As asserções I e II são verdadeiras, mas a II não é uma justificativa correta da I.
c) A asserção I é verdadeira, e a II é falsa.
d) A asserção I é falsa, e a II é verdadeira.
e) As asserções I e II são falsas.

4. Os mecanismos fisiológicos referentes à homeostase do sistema renal e ao equilíbrio hidroeletrolítico estão relacionados à ação de quais hormônios no sistema?

a) Aldosterona e cortisol.
b) Aldosterona e adrenalina.
c) Hormônio antidiurético e amônia.
d) Hormônio antidiurético e adrenalina.
e) Hormônio antidiurético e aldosterona.

5. A manutenção do pH dos líquidos corporais, dentro da faixa compatível com o funcionamento celular, exige a regulação das quantidades de ácidos e bases livres nos compartimentos intracelular e extracelular. Essa regulação depende da participação de um conjunto de pares de substâncias chamadas de *sistemas tampão*. Esse mecanismo depende dos pulmões para a eliminação do dióxido de carbono e dos rins para a eliminação dos íons de hidrogênio e bicarbonato da corrente sanguínea. Com base no exposto, o excesso de ácido é excretado pelos rins sob a forma de:

a) ureia.
b) sódio.
c) potássio.
d) amônia.
e) creatinina.

Atividades de aprendizagem

Questões para reflexão

1. O estímulo ao aumento da qualidade de vida em pacientes com insuficiência renal crônica é uma busca constante. Nesse sentido, os autores do artigo a seguir, indicado para leitura, elencam, por meio de revisão bibliográfica, o benefício dos diferentes tipos de exercício físico para esse tipo de paciente. A leitura reflexiva desse artigo é interessante tanto para compreender a fisiopatologia da doença renal crônica quanto para entender e aprofundar o conhecimento da prática do exercício físico por esse paciente.

   NASCIMENTO, L. C. de A.; COUTINHO, É. B.; SILVA, K. N. G. da. Efetividade do exercício físico na insuficiência renal crônica. **Fisioterapia em Movimento**, Curitiba, v. 25, n. 1, p. 231-239, jan./mar. 2012. Disponível em: <http://www.scielo.br/pdf/fm/v25n1/a22v25n1.pdf>. Acesso em: 19 maio 2020.

2. Os autores do artigo indicado a seguir abordam as evidências relacionadas ao exercício físico e à hemodiálise. Portanto, a leitura reflexiva desse estudo se faz essencial para fundamentar a construção do conhecimento e da prática profissional a respeito das intervenções por meio de exercício, bem como das adaptações ao treino por exercício durante hemodiálise.

   COELHO, D. M.; RIBEIRO, J. M.; SOARES, D. D. Exercícios físicos durante a hemodiálise: uma revisão sistemática. **Jornal Brasileiro de Nefrologia**, v. 30, n. 2, p. 88-98, 2008. Disponível em: <https://bjnephrology.org/wp-content/uploads/2019/08/jbn_v30n2a4.pdf>. Acesso em: 19 maio 2020.

Atividade aplicada: prática

1. Para esta atividade, faça uma leitura reflexiva do artigo indicado a seguir, que traz um relato sobre o uso indiscriminado de eritropoetina por atletas, principalmente em esportes de resistência. Seu uso foi proibido pelo Comitê Olímpico Internacional (COI), sendo considerado *doping*. Ante essa abordagem, para a consolidação do seu aprendizado, elabore um mapa conceitual elencando os principais pontos abordados no estudo relacionados à prática esportiva, considerando também seus principais efeitos fisiológicos e suas consequências para o organismo.

BENTO, R. M. de A.; DAMASCENO, L. M. P.; AQUINO NETO, F. R. de. Eritropoetina humana recombinante no esporte: uma revisão. **Revista Brasileira de Medicina do Esporte.** v. 9, n. 3, p. 169-180. maio/jun. 2003. Disponível em: <http://www.scielo.br/pdf/rbme/v9n3/17268.pdf>. Acesso em: 16 set. 2018.

Considerações finais

Com os principais mecanismos fisiológicos abordados neste livro (Figura A), tivemos um único objetivo: fornecer a você, leitor, uma visão geral do real funcionamento do corpo humano. Todos os sistemas abordados estão interligados por processos de controle bastante precisos, e o tempo todo o organismo busca manter a homeostase.

Figura A Principais sistemas fisiológicos abordados neste livro

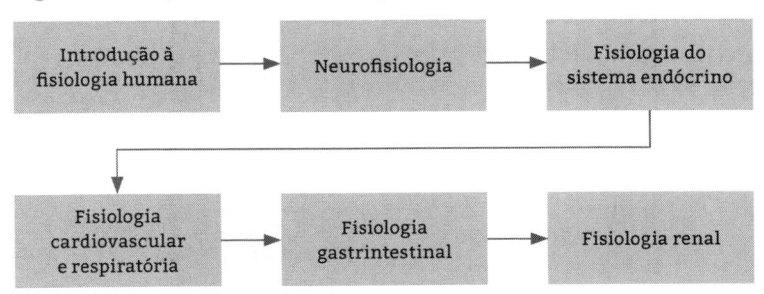

Introdução à fisiologia humana → Neurofisiologia → Fisiologia do sistema endócrino → Fisiologia cardiovascular e respiratória → Fisiologia gastrintestinal → Fisiologia renal

De início, apresentamos conteúdos relacionados à fisiologia como ciência e seus principais conceitos. Trabalhamos a organização funcional do corpo humano, abrangendo desde suas constituições básicas, a nível molecular, até a formação de sistemas e de aparelhos complexos que garantem o equilíbrio e o funcionamento harmônico do corpo. A nível celular, evidenciamos seus principais mecanismos fisiológicos de funcionamento, bem como suas principais organelas e componentes essenciais para a manutenção da vida celular. Com relação às células – as unidades funcionais do corpo –, trouxemos uma abordagem especial e com riqueza de detalhes, com ênfase na fibra muscular e em seus principais componentes e funções, principalmente no que diz respeito ao mecanismo fisiológico da contração muscular.

Em seguida, demonstramos as principais funções do sistema nervoso e suas divisões em *sistema nervoso central*, *sistema nervoso periférico* e *sistema nervoso autônomo*. Contudo, uma atenção especial foi direcionada à unidade funcional do sistema nervoso, o neurônio, e suas principais funções, como as sinapses. Entender que o sistema nervoso é um local de recepção e interpretação de estímulos, bem como de desencadeamento de respostas bastantes precisas, é fundamental para compreender o funcionamento do corpo humano.

Ao longo da leitura e dos estudos propostos no livro, você pôde perceber a relação intrínseca entre os sistemas nervoso e endócrino e também a principal relação de homeostase entre hipotálamo e hipófise. A compreensão da hipófise como a principal glândula presente em nosso corpo é de importância ímpar, bem como os principais hormônios produzidos por cada uma das glândulas abordadas e suas relações com o corpo humano de forma única e integral.

Além disso, a relação existente entre os sistemas cardiovascular e respiratório foi extensamente descrita, a fim de que você pudesse compreender de maneira bastante didática, mas sem perder o rigor científico, os principais mecanismos fisiológicos abordados em tais sistemas, como eletrofisiologia cardíaca, ciclo cardíaco, mecanismos de controle da pressão arterial, volume, capacidade, frequência respiratória e troca gasosa. O conhecimento de todos os mecanismos fisiológicos listados é de extrema importância, pois a compreensão, assimilação e aplicação destes serão fundamentais para sua excelência na vida profissional.

Sob essa ótica, entender os principais mecanismos fisiológicos relativos ao sistema gastrintestinal também é essencial, pois o corpo humano necessita de um aporte correto de energia para seu funcionamento. Essa energia deve ser proveniente de uma alimentação adequada, embora o organismo só seja capaz de processar e absorver os nutrientes adequados se cada órgão do sistema gastrintestinal estiver funcionando de forma harmônica. A percepção de todos os mecanismos fisiológicos que ocorrem em cada órgão, em ordem cronológica, também é necessária ao leitor, bem como a noção da relação e da interação de cada hormônio que compõe esse sistema.

Vimos ainda que nosso corpo precisa eliminar substâncias tóxicas presentes nos sistemas, ou seja, escórias metabólicas oriundas do funcionamento do metabolismo corporal. Para isso, contamos com os mecanismos fisiológicos presentes no sistema urinário, especialmente na fisiologia renal e seus mecanismos de filtração, reabsorção, secreção e excreção. Vale lembrar a importância desse sistema na homeostase do equilíbrio ácido-base do corpo humano.

A compreensão e o entendimento dos mecanismos fisiológicos saudáveis presentes no organismo nos auxiliam na percepção de possíveis alterações ocasionadas pela constante sobrecarga de trabalho, bem como pelo estresse da vida diária e conturbada. Sabemos que, com tantas mudanças e tecnologias presentes no mundo globalizado, moderno e em constante atualização, sobra pouco tempo para mantermos uma rotina saudável de alimentação, supervisionada por profissionais habilitados (nutricionistas) e acompanhada da prática de atividade física supervisionada (educador físico).

Portanto, esperamos que, ao terminar a leitura deste livro, você tenha interiorizado e compreendido a complexidade que envolve o funcionamento do corpo humano, entendendo que manter o equilíbrio entre alimentação, atividade física e saúde mental é o caminho para conquistar a qualidade de vida.

Lista de siglas

ACT – Água corporal total
ACTH – Hormônios adrenocorticotróficos
ADH – Hormônio antidiurético
ADP – Adenosina difosfato
ATP – Trifosfato de adenosina
ATPase – Adenosina trifosfatase
BPM – Batimentos por minuto
CCK – Colecistocinina
DC – Débito cardíaco
DPPC – Dipalmitoilfosfatidilcolina
EAA – Esteroides androgênicos anabolizantes
ECG – Eletrocardiograma
FSH – Hormônio folículo estimulante
GABA – Ácido γ-aminobutírico
GH – Hormônio do crescimento
GIP – Peptídeo insulinotrópico dependente de glicose
GnRH – Hormônio liberador de gonadotrofina
HAS – Hipertensão arterial sistêmica
HCL – Ácido clorídrico
LEC – Líquido extracelular
LH – Hormônio luteinizante
LIC – Líquido intracelular
PPSE – Potencial pós-sináptico excitatório

PPSI – Potencial pós-sináptico inibitório
PTH – Paratormônio
SE – Sistema endócrino
SNA – Sistema nervoso autônomo
SNC – Sistema nervoso central
SNP – Sistema nervoso periférico
SNS – Sistema nervoso somático
TFG – Taxa de filtração glomerular
TSH – Hormônio tireoestimulante
VIP – Peptídio intestinal vasoativo

Referências

ALENCAR, A. F. F. et al. Adversidades do bloqueio e da reversão neuromuscular. **Revista de Medicina de Minas Gerais**, v. 26, Supl. 1, p. 22-33, 2016. Disponível em: <http://rmmg.org/exportar-pdf/1932/v26s1a05.pdf>. Acesso em: 28 abr. 2020.

ALMEIDA, M. B.; ARAÚJO, C. G. S. Efeitos do treinamento aeróbico sobre a frequência cardíaca. **Revista Brasileira de Medicina do Esporte**, v. 9, n. 2, p. 104-112, mar./abr. 2003. Disponível em: <http://www.scielo.br/pdf/rbme/v9n2/v9n2a06.pdf>. Acesso em: 28 abr. 2020.

AMERICAN COLLEGE OF SPORTS MEDICINE. Posicionamento Oficial. O uso de esteroides anabolizantes nos esportes. **Revista Brasileira de Medicina do Esporte**, v. 4, n. 1, p. 31-36, jan./fev. 1998. Disponível em: <http://www.scielo.br/pdf/rbme/v4n1/a10v4n1.pdf>. Acesso em: 28 abr. 2020.

ANDRE, M. J. et al. Weekly Salivary Biomarkers Across a Season for Elite Men Collegiate Basketball Players. **International Journal of Exercise Science**, v. 11, n. 6, p. 439-451, 2018.

BARRETT, K. E. et al. **Fisiologia médica de Ganong**. Tradução de Ademar Valadares Fonseca, Geraldo Serra e Luís Fernando. 24. ed. Porto Alegre: AMGH, 2014.

BENTO, R. M. de A.; DAMASCENO, L. M. P.; AQUINO NETO, F. R. de. Eritropoetina humana recombinante no esporte: uma revisão. **Revista Brasileira de Medicina do Esporte**. v. 9, n. 3, p. 169-180, maio/jun. 2003. Disponível em: <http://www.scielo.br/pdf/rbme/v9n3/17268.pdf>. Acesso em: 28 abr. 2020.

BILSKI, J. et al. Exploiting Significance of Physical Exercise in Prevention of Gastrointestinal Disorders. **Current Pharmaceutical Design**, v. 24, n. 18, p. 1916-1925, 2018.

BONGERS, C. C. W. G. et al. Impact of Acute Versus Prolonged Exercise and Dehydration on Kidney Function and Injury. **Physiological Reports**, v. 6, n. 11, p. 1-11, jun. 2018.

BORELLA, M. de P.; SACCHELLI, T. Os efeitos da prática de atividades motoras sobre a neuroplasticidade. **Revista Neurociência**, v. 17, n. 2, p. 161-169, 2008. Disponível em: <http://www.revistaneurociencias.com.br/edicoes/2009/RN%2017%2002/14.pdf>. Acesso em: 7 fev. 2020.

BREVERS, D. et al. Facing Temptation: the Neural Correlates of Gambling Availability during Sports Picture Exposure. **Cognitive, Affective & Behavioral Neurosdance**, v. 18, n. 4, p. 718-729, Aug. 2018.

CLARKE, S. F. Exercise and Associated Dietary Extremes Impact on Gut Microbial Diversity. **Gut Microbiota**, v. 63, n. 12, p. 1913-1920, Jun. 2014.

COELHO, D. M.; RIBEIRO, J. M.; SOARES, D. D. Exercícios físicos durante a hemodiálise: uma revisão sistemática. **Jornal Brasileiro de Nefrologia**, v. 30, n. 2, p. 88-98, 2008. Disponível em: <https://bjnephrology.org/wp-content/uploads/2019/08/jbn_v30n2a4.pdf>. Acesso em: 28 abr. 2020.

COSTANZO, L. S. **Fisiologia**. 6. ed. Rio de Janeiro: Guanabara Koogan, 2015.

CRUZAT, V. F. et al. Hormônio do crescimento e exercício físico: considerações atuais. **Revista Brasileira de Ciências Farmacêuticas**, v. 44, n. 4, p. 549-562, out./dez. 2008. Disponível em: <http://www.scielo.br/pdf/rbcf/v44n4/v44n4a03.pdf>. Acesso em: 28 abr. 2020.

CURI, R.; PROCOPIO, J. **Fisiologia básica**. 2. ed. Rio de Janeiro: Guanabara Koogan, 2017.

CURI, R.; PROCOPIO, J.; FERNANDES, L. C. **Praticando fisiologia**. Barueri: Manole, 2005.

DENEEN, W. P.; JONES, A. B. Cortisol and Alpha-Amylase Changes During an Ultra-Running Event. **International Journal of Exercise Science**, v. 10, n. 4, p. 531-540, Jul. 2017.

DOUGLAS, C. R. **Tratado de fisiologia**: aplicada às ciências médicas. 6. ed. Rio de Janeiro: Guanabara Koogan, 2006.

ELLIOTT-SALE, K. J. et al. Endocrine Effects of Relative Energy Deficiency in Sport. **Internacional Journal of Sport Nutrition and Exercise Metabolism**, v. 28, n. 4, p. 335-349, Jul. 2018.

FALAVIGNA, A.; SCHENKEL, P. C. **Fisiologia prática**. Caxias do Sul: Educs, 2010.

FLORINDO, A. A. et al. Promoção da atividade física e da alimentação saudável e a saúde da família em municípios com academia da saúde. **Revista Brasileira de Educação Física e Esporte**, São Paulo, v. 30, n. 4, p. 913-924, out./dez. 2016. Disponível em: <http://www.scielo.br/pdf/rbefe/v30n4/1807-5509-rbefe-30-04-0913.pdf>. Acesso em: 19 maio 2020.

FORTES, L. de S.; FERREIRA, M. E. C. Comportamentos de risco para transtornos alimentares em atletas: associação com diversas características. **Avaliação Psicológica**, v. 13, n. 1, p. 11-18, 2014. Disponível em: <http://pepsic.bvsalud.org/pdf/avp/v13n1/v13n1a03.pdf>. Acesso em: 28 abr. 2020.

FOX, S. I. **Fisiologia humana**. Tradução de Marcos Ikeda. 7. ed. Barueri: Manole, 2007.

FRIEDL, K. E. Military Applications of Soldier Physiological Monitoring. **Journal of Science and Medicine in Sport**, v. 21, n. 11, p. 1147-1153, Nov. 2018.

GRANJA, K. S. B.; NEVES, R. H. S.; CALLES, A. C. do N. Resposta fisiológica sobre o efeito da altitude no exercício: uma revisão. **Ciências Biológicas e da Saúde**, Maceió, v. 3, n. 3, p. 71-80, nov. 2016. Disponível em: <https://periodicos.set.edu.br/index.php/fitsbiosaude/article/view/3259/2013>. Acesso em: 28 abr. 2020.

HALL, J. E. **Tratado de fisiologia médica**. Tradução de Alcides Marinho Junior et al. 13. ed. Rio de Janeiro: Elsevier, 2017.

HAMMAMI, M. A. et al. Somatotype Hormone Levels and Physical Fitness in Elite Young Soccer Players over a Two-Year Monitoring Period. **Journal of Sports Science and Medicine**, v. 17, n. 3, p. 455-464, Sept. 2018.

KAPIT, W.; MACEY, R. I.; MEISAMI, E. **Fisiologia**: um livro para colorir. 2. ed. São Paulo: Roca, 2004.

KENNEY, W. L.; WILMORE, J. H.; COSTILL, D. L. **Fisiologia do esporte e do exercício**. Tradução de Denise Yumi Chinem et al. 5. ed. Barueri: Manole, 2013.

KNECHTLE, B.; NIKOLAIDIS, P. T. Physiology and Pathophysiology in Ultra-Marathon Running. **Frontiers in Physiology**, v. 9. p. 1-33, Jun. 2018.

LAROSA, P. R. R. **Anatomia humana**: texto e atlas. Rio de Janeiro: Guanabara Koogan, 2017.

LARSEN, P. S. et al. Effects of Aerobic, Strength or Combined Exercise on Perceived Appetite and Appetite-Related Hormones in Inactive Middle-Age Men. **International Journal of Sport Nutrition and Exercise Metabolism**, v. 27, n. 5, p. 389-398, Oct. 2017.

LIMA, A. G. **Fisiologia humana**. São Paulo: Pearson Education do Brasil, 2015.

LIRA, C. A. B. de et al. Efeitos do exercício físico sobre o trato gastrintestinal. **Revista Brasileira de Medicina e Esporte**, v. 14, n. 1, p. 64-67, jan./fev. 2008. Disponível em: <http://www.scielo.br/pdf/rbme/v14n1/a12v14n1.pdf>. Acesso em: 28 abr. 2020.

MACHADO-MOREIRA, C. A. et al. Hidratação durante o exercício: a sede é suficiente? **Revista Brasileira de Medicina do Esporte**, v. 12, n. 6, p. 405-409, nov./dez. 2006. Disponível em: <http://www.scielo.br/pdf/rbme/v12n6/a20v12n6.pdf>. Acesso em: 28 abr. 2020.

MARQUES, J. P. et al. A hipertensão arterial e o exercício físico: elementos para uma prescrição médica. **Revista Portuguesa de Medicina Geral e Familiar**, Lisboa, v. 31, p. 46-50, 2015. Disponível em: <http://www.scielo.mec.pt/pdf/rpmgf/v31n1/v31n1a07.pdf>. Acesso em: 28 abr. 2020.

MARTINI, F. H. et al. **Anatomia e fisiologia humana**: uma abordagem visual. Tradução de Luiz Cláudio Queiroz e Maria Silene de Oliveira. São Paulo: Pearson Education do Brasil, 2014.

MAURER, M. H. **Fisiologia humana ilustrada**. Tradução de Renate Müller. 2. ed. Barueri: Manole, 2014.

MOURÃO JÚNIOR, C. A.; ABRAMOV, D. M. **Fisiologia essencial**. Rio de Janeiro: Guanabara Koogan, 2011.

NASCIMENTO, L. C. de A.; COUTINHO, É. B.; SILVA, K. N. G. da. Efetividade do exercício físico na insuficiência renal crônica. **Fisioterapia em Movimento**, Curitiba, v. 25, n. 1, p. 231-239, jan./mar. 2012. Disponível em: <http://www.scielo.br/pdf/fm/v25n1/a22v25n1.pdf>. Acesso em: 28 abr. 2020.

PAULO, R. M. et al. Estudo da relação entre a atividade física e a função respiratória: análise da composição corporal e dos valores espirométricos de alunos portugueses e italianos. **Motricidade**, v. 11, n. 1, p. 3-13, 2015. Disponível em: <http://www.scielo.mec.pt/pdf/mot/v11n1/v11n1a02.pdf>. Acesso em: 28 abr. 2020.

POWERS, S. K.; HOWLEY, E. T. **Fisiologia do exercício**: teoria e aplicação ao condicionamento e ao desempenho. Tradução de Marcos Ikeda. 8. ed. Barueri: Manole, 2014.

ROCHA JÚNIOR, J. R. et al. O sistema digestório e as emoções. **Cadernos de Graduação – Ciências Biológicas e da Saúde**, v. 1, n. 2, p. 97-110, 2013. Disponível em: <https://periodicos.set.edu.br/index.php/fitsbiosaude/article/view/633/370>. Acesso em: 19 maio 2020.

SANTOS, P. B. dos et al. A necessidade de parâmetros referenciais de cortisol em atletas: uma revisão sistemática. **Motricidade**, v. 10, n. 1, p. 107-125, 2014. Disponível em: <http://www.scielo.mec.pt/pdf/mot/v10n1/v10n1a10.pdf>. Acesso em: 28 abr. 2020.

SCHMIDT, A. G.; PROSDÓCIMI, F. C. **Manual de neuroanatomia humana**: guia prático. São Paulo: Roca, 2017.

SCIANNI, A. A. et al. Efeitos do exercício físico no sistema nervoso do indivíduo idoso e suas consequências funcionais. **Revista Brasileira de Ciências do Esporte**, v. 41, n. 1, p. 81-95, 2019. Disponível em: <http://www.scielo.br/pdf/rbce/v41n1/0101-3289-rbce-41-01-0081.pdf>. Acesso em: 28 abr. 2020.

SILVA JR., A. J. et al. Estudo do comportamento cortisol, GH e insulina após uma sessão de exercício resistido agudo. **Revista Brasileira de Medicina do Esporte**, v. 20, n. 1, p. 21-25, jan./fev. 2014. Disponível em: <http://www.scielo.br/pdf/rbme/v20n1/1517-8692-rbme-20-01-00021.pdf>. Acesso em: 28 abr. 2020.

SILVA, L. N. de O.; OLIVEIRA, M. F. de; HELENE, A. F. Cognição e esporte. **Revista da Biologia**, v. 11, n. 1, p. 43-49, 2013. Disponível em: <http://www.revistas.usp.br/revbiologia/article/view/109098/107611>. Acesso em: 28 abr. 2020.

SILVERTHORN, D. U. **Fisiologia humana**: uma abordagem integrada. Tradução de Adriane Belló Klein et al. 7. ed. Porto Alegre: Artmed, 2016.

SLATTERY, F. et al. The Long-Term Rate of Change in Lung Function in Urban Professional Firefighters: a Systematic Review. **BMC Pulmonary Medicine**, v. 18, n. 1, p. 149, Sept. 2018.

STANFIELD, C. L. **Fisiologia humana**. 5. ed. São Paulo: Pearson Education do Brasil, 2013.

TORTORA, G. J.; NIELSEN, M. T. **Princípios de anatomia humana**. Tradução de Claudia Lucia Caetano de Araujo e Patricia Lydie Voeux. Rio de Janeiro: Guanabara Koogan, 2017.

WARD, J.; LINDEN, R. **Fisiologia básica**: guia ilustrado de conceitos fundamentais. 2. ed. Barueri: Manole, 2014.

WARD, J. P. T.; WARD, J.; LEACH, R. M. **Fisiologia básica do sistema respiratório**. 3. ed. Barueri: Manole, 2012.

WEST, J. B. **Fisiologia respiratória**: princípios básicos. Tradução de Ana Cavalcanti Carvalho Botelho, André Garcia Islabão e Edison Moraes Rodrigues Filho. 9. ed. Porto Alegre: Artmed, 2013.

WIDMAIER, E. P.; RAFF, H.; STRANG, K. T. **Fisiologia humana**: os mecanismos das funções corporais. Tradução de Antonio Francisco Dieb Paulo e Luciene Covolan. 14. ed. Rio de Janeiro: Guanabara Koogan, 2017.

ZHANG, Y.; CHEN, N. Autophagy is a Promoter for Aerobic Exercise Performance during High Altitude Training. **Oxidative Medicine and Cellular Longevity**, v. 2018, Apr. 2018.

Bibliografia comentada

COSTANZO, L. S. **Fisiologia**. 6. ed. Rio de Janeiro: Guanabara Koogan, 2015.

Esse livro aborda os principais mecanismos fisiológicos de forma didática, apresentando gráficos, tabelas e esquemas dos diversos processos biológicos complexos presentes no corpo humano de forma clara, de fácil compreensão, sem perder o rigor científico. No final de cada capítulo, a obra traz um questionário aplicado com respostas discutidas para facilitar a compreensão e o estudo do leitor a respeito da fisiologia humana.

CURI, R.; PROCOPIO, J.; FERNANDES, L. C. **Praticando fisiologia**. Barueri: Manole, 2005.

De forma bastante didática, essa obra apresenta aulas práticas, descritas com riqueza de detalhes, evidenciando materiais e métodos, as quais ser adaptadas para todos os públicos. Algumas descrições de aulas práticas são mais complexas pela demanda de equipamentos específicos, razão pela qual o leitor deve atentar para cada exemplo e aplicação. Trata-se de um livro muito bem elaborado e que está de acordo com as necessidades educacionais relacionadas à área da saúde.

HALL, J. E. **Perguntas e respostas em fisiologia**. 3. ed. Rio de Janeiro: Elsevier, 2017.

Esse livro foi desenvolvido para aprimorar os estudos em fisiologia humana. As perguntas que ele apresenta estão criteriosamente divididas em 15 unidades separadas por temáticas, como fisiologia da circulação, fisiologia do coração, fisiologia da respiração e assim por diante. Ao ler essa obra, é importante compreender que, em sua maioria, as perguntas presentes possuem um contexto clínico, ou seja, exigem um raciocínio clínico com forte embasamento fisiológico para sua compreensão e resposta. Ao final de cada unidade temática há um gabarito discutido apresentando a resposta correta de cada questão, bem como sua explicação detalhada. Trata-se de importante livro para ser usado por professores de Fisiologia ou por alunos da saúde que desejam se especializar na área.

HALL, J. E. **Tratado de fisiologia médica**. Tradução de Alcides Marinho Junior et al. 13. ed. Rio de Janeiro: Elsevier, 2017.

Trata-se do mais completo livro de fisiologia humana. A descrição dos mecanismos fisiológicos é realizada com base em cada sistema corporal, com riqueza de detalhes e requintes técnicos. Sua escrita aprofundada é de extremo rigor científico, por isso se constitui como um dos principais livros da área. Portanto, é uma leitura de nível complexo e demanda maturidade técnica em biologia celular, histologia, anatomia humana e química para a compreensão de suas descrições fisiológicas. A obra é muito utilizada por docentes e pesquisadores da área para a fundamentação de discussões científicas.

HANKIN, M. H.; MORSE, D. E.; BENNETT-CLARKE, C. A. **Anatomia clínica**: uma abordagem por estudos de casos. Porto Alegre: AMGH, 2015.

Embora esse livro tenha em seu título a expressão *anatomia clínica*, trata-se de um exemplar que todo estudante de fisiologia humana e profissional da saúde deve procurar ler. O embasamento da grande maioria dos casos clínicos descritos nessa obra possui algum fundamento fisiológico juntamente com o anatômico, que é o mais evidente do material. Dividido em dez capítulos, o livro evidencia as principais regiões corporais, como a pelve, o abdome, o períneo e assim sucessivamente.

MAURER, M. H. **Fisiologia humana ilustrada**. Tradução de Renate Müller. 2. ed. Barueri: Manole, 2014.

Esse livro é extremamente ilustrativo. Possui uma gama de esquemas e imagens coloridas muito bem exemplificadas. É um material ideal para ser utilizado em sala de aula em apresentações complexas, na intenção de facilitar o entendimento e a compressão dos alunos.

Respostas

Capítulo 1
Atividades de autoavaliação

1. a
2. d
3. b
4. e
5. d

Capítulo 2
Atividades de autoavaliação

1. a
2. e
3. d
4. e
5. a

Capítulo 3
Atividades de autoavaliação

1. e
2. d
3. c
4. b
5. c

Capítulo 4

Atividades de autoavaliação

1. d
2. b
3. c
4. a
5. d

Capítulo 5

Atividades de autoavaliação

1. a
2. d
3. a
4. b
5. a

Capítulo 6

Atividades de autoavaliação

1. c
2. a
3. a
4. e
5. d

Sobre o autor

Willian Barbosa Sales é biólogo formado pelo Centro Universitário Integrado, de Campo Mourão, no Paraná; especialista em Análises Clínicas pelo Instituto Brasileiro de Pós-Graduação e Extensão (Ibpex); e mestre e doutor em Saúde e Meio Ambiente pela Universidade da Região de Joinville (Univille). Atualmente, é professor do Centro Universitário Internacional Uninter, ministrando as disciplinas de Anatomia Humana e Fisiologia Humana em cursos de graduação e pós-graduação da área da saúde. É ainda coordenador dos cursos de pós-graduação na área da educação e saúde nessa mesma instituição.

Impressão:
Julho/2020